中山大学教学质量与教学改革工程项目资助

天然药物化学实验教程

（第二版）

唐贵华　尹　胜　王　军　主编

中山大學出版社
SUN YAT-SEN UNIVERSITY PRESS
·广州·

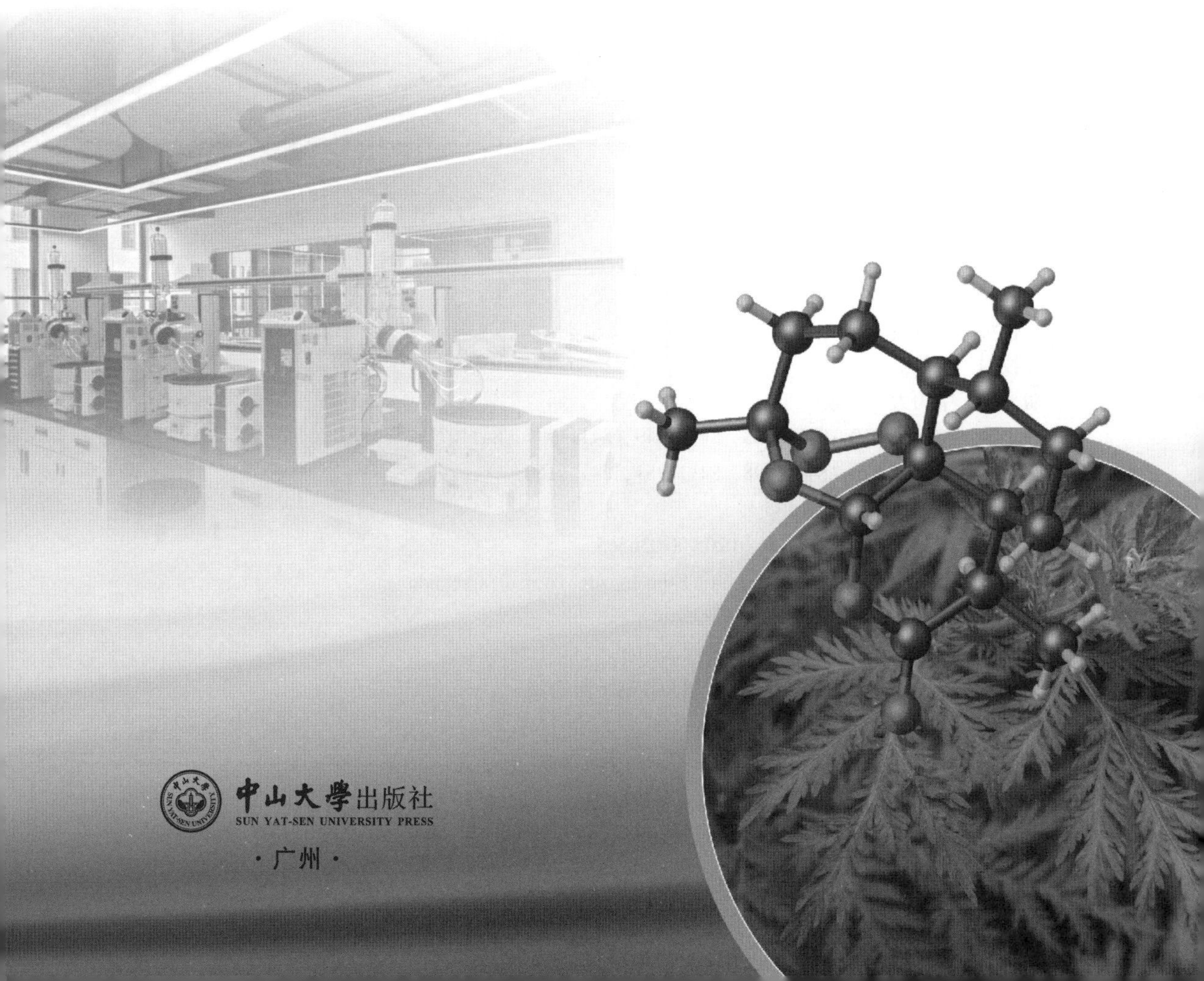

版权所有 翻印必究

图书在版编目（CIP）数据

天然药物化学实验教程 / 唐贵华，尹胜，王军主编 . 2 版. -- 广州：中山大学出版社，2025.5. -- ISBN 978-7-306-08322-7

Ⅰ. R284-33

中国国家版本馆 CIP 数据核字第 2024Y1L329 号

出 版 人：王天琪
策划编辑：李先萍
责任编辑：袁双艳　李先萍
封面设计：曾　斌
责任校对：赵悦妍
责任技编：靳晓虹
出版发行：中山大学出版社
电　　话：编辑部 020-84110283，84113349，84111997，84110779，84110776
　　　　　发行部 020-84111998，84111981，84111160
地　　址：广州市新港西路 135 号
邮　　编：510275　传　真：020-84036565
网　　址：http://www.zsup.com.cn　E-mail：zdcbs@mail.sysu.edu.cn
印 刷 者：佛山家联印刷有限公司
规　　格：787mm×1092mm　1/16　10.5 印张　255 千字
版次印次：2025 年 5 月第 1 版　2025 年 5 月第 1 次印刷
定　　价：42.00 元

如发现本书因印装质量影响阅读，请与出版社发行部联系调换

本书编委会

主编 唐贵华　尹　胜　王　军

编委（以姓氏笔画为序）

　　　　王　军　尹　胜　陈　烨
　　　　苑春茂　袁方玉　唐贵华
　　　　黄　冬　黄家洛　蓝文健

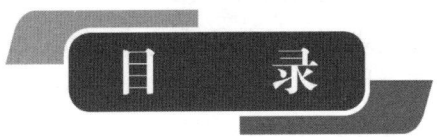

上编　天然药物化学基本研究技术

第一章　天然药物有效成分提取技术 ··· 3
　第一节　溶剂提取技术 ··· 3
　第二节　超临界流体提取技术 ··· 27
　第三节　水蒸气蒸馏提取技术 ··· 33

第二章　天然药物有效成分分离和分析技术 ··· 41
　第一节　色谱技术基本理论 ··· 41
　第二节　硅胶吸附色谱技术原理 ··· 49
　第三节　硅胶薄层层析技术 ··· 57
　第四节　硅胶柱色谱技术 ··· 70
　第五节　其他色谱技术简介 ··· 75

下编　天然药物化学实验

第三章　天然药物化学实验室注意事项 ··· 83

第四章　天然药物化学实验 ··· 86
　实验一　硅胶薄层层析板制备 ··· 86
　实验二　槐花米中芦丁的提取、精制及鉴定 ··· 89
　实验三　回流法提取辣椒红色素及其硅胶柱层析分离 ··· 94
　实验四　硅胶柱层析分离中药飞龙掌血中的香豆素类活性成分 ··· 99
　实验五　微波辅助提取补骨脂有效成分及其制备薄层层析纯化 ··· 103
　实验六　微波辅助提取苦参总碱及其薄层扫描分析 ··· 107
　实验七　超声波辅助提取虎杖有效成分及其蒽醌类化合物 pH 梯度分离 ··· 110
　实验八　超声波辅助提取穿山龙有效成分及其薯蓣皂苷纯化 ··· 114

实验九　超临界 CO_2 流体技术提取丁香挥发性成分及其 GC-MS 分析 …………………………………………………………………… 117
实验十　水蒸气蒸馏提取莪术中的挥发性成分及其 GC-MS 分析 ………… 120
实验十一　高速逆流色谱技术分离丹参脂溶性成分 ……………………… 123
实验十二　中草药化学成分的系统预试验 ………………………………… 126

参考文献 ……………………………………………………………………… 131

附录 …………………………………………………………………………… 133
附录一　常用试剂配制及显色方法 ………………………………… 133
附表一　常用溶剂洗脱强度和选择性分组 ………………………… 142
附表二　常用溶剂性质 ……………………………………………… 145
附表三　常用溶剂介电常数 ………………………………………… 149
附表四　常用有机溶剂毒性 ………………………………………… 151
附表五　常用缓冲溶液配制 ………………………………………… 153
附表六　溶剂互溶性质 ……………………………………………… 160

上 编

天然药物化学基本研究技术

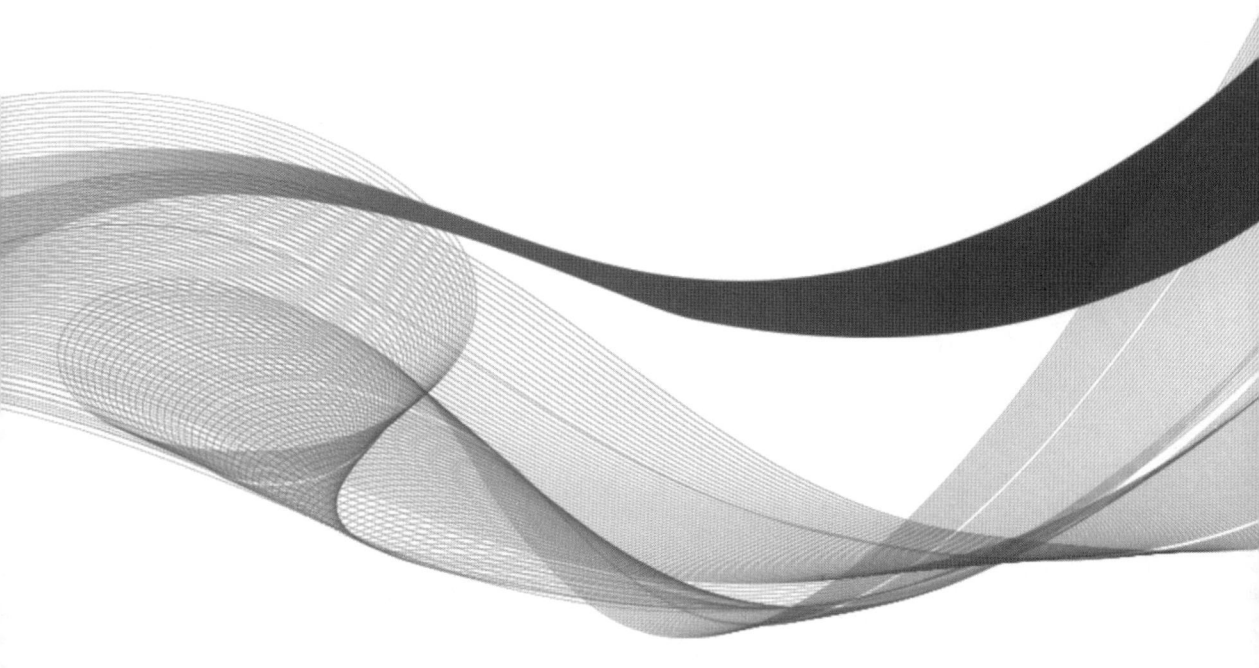

第一章　天然药物有效成分提取技术

天然药物是指来源于天然资源的药物，主要包括植物、动物、微生物和矿物，其中以植物来源为主。天然药物有效成分是指天然药物中对于某种疾病具有明确治疗或预防作用的单一化学成分，主要为黄酮类、萜类、醌类、苯丙素类、甾体、挥发油、有机酸、生物碱、肽与氨基酸衍生物等类型的化合物。本实验教程主要关注的对象为药用植物。药用植物的有效成分极其复杂，不但结构类型多，且同一类型结构也是变化无穷、种类繁多的；这些有效成分在药用植物中有的含量高，有的含量低甚至微量，但可能都是药用植物发挥药理作用的物质基础。因此，运用现代科学方法对药用植物的有效成分进行提取、分离纯化、结构测定、含量分析及构效关系研究，是现代中药研究领域中一项很有意义的工作，对探索中医理论实质、新药研发，以及促进我国中药现代化起着十分重要的推动作用。

提取技术是药用植物有效成分研究最基本、最主要的技术之一。由于药用植物中有效成分的复杂性，针对不同性质的成分，需采用不同的提取技术进行提取。本章主要介绍溶剂提取技术、超临界流体提取技术和水蒸气蒸馏提取技术。

第一节　溶剂提取技术

一、溶剂提取技术原理

溶剂提取技术的研究对象是药用植物中不同结构的次级代谢产物，如生物碱、黄酮、萜类、苷类、醌类、苯丙素类等。采用溶剂提取技术可将这些次级代谢产物转变成溶液状态，同时使其得到富集。

简单地说，溶剂提取就是利用药用植物中的化学成分在溶剂中可溶解的性质，选用适当的溶剂将它们从组织细胞中溶解出来，与不溶性的大分子聚合物（如纤维素、核酸、蛋白质等）分离。把适当的溶剂加入粉碎好的药材中，由于扩散、渗透作用，溶剂分子穿过细胞壁进入细胞内，溶解各种化学成分，造成细胞内外溶液浓度差，于是细胞内的高浓度溶液不断向细胞外扩散，细胞外低浓度溶液不断进入药材组织细胞中，此过程连续进行，直至细胞内外溶液浓度达到动态平衡，将此饱和提取溶液滤出，继续多次加入新溶剂，就可以把药用植物中的化学成分大部分甚至完全溶出。

二、提取溶剂的选择

溶剂提取效果的关键是提取溶剂的选择。通常，进行溶剂提取有两个目的：①提取药用植物中某一种已知结构类型的化合物。②提取所有结构类型的化合物。根据研究目的不同、研究对象不同，选择的提取溶剂也不同。

（一）提取溶剂选择的基本要求

（1）考虑待提取成分的稳定性，如酸碱稳定性、热稳定性、光稳定性等，避免选用对待提成分有破坏作用的提取溶剂及提取条件。

（2）考虑提取溶剂的回收难易程度，选择容易除去的溶剂作为提取溶剂。

（3）考虑提取溶剂的毒性、易燃性、成本等，尽量选用低毒、不易燃、不易爆、成本低的溶剂作为提取溶剂。

（二）相似相溶原理

1. 相似相溶原理

提取溶剂对待提成分的溶解性能是选择提取溶剂的重要标准，要选用待提成分溶解度大、杂质溶解度小的溶剂作为提取溶剂。在以某一种已知结构类型化合物为提取目的时，一般通过事先查阅有关资料选择提取溶剂，以避免有效成分提取不完全。

在天然药物化学研究中，研究对象的结构未知，溶解性能无从获得，溶剂溶解度选择的简单依据是相似相溶原理。①极性相似相溶原理：极性小的物质易溶解于极性小的溶剂中，极性大的物质易溶解于极性大的溶剂中。提取极性较小的活性成分选用小极性的有机溶剂，提取极性较大的活性成分选用大极性的有机溶剂。②溶解度参数（δ）相似原理：溶剂和溶质的溶解度参数越相近，越易相互溶解。

相似相溶原理可用溶解度参数来解释。溶解度参数又称溶解度系数，可看成相似相溶原理的定量描述，公式为：

$$\delta = CED^{\frac{1}{2}} = \left(\frac{E}{V_m}\right)^{\frac{1}{2}} = \left(\frac{H_v - RT}{V_m}\right)^{\frac{1}{2}} \tag{1-1}$$

式中：CED 为内聚能密度（cal/cm³）；V_m 为液体的摩尔体积；E 为内聚能；H_v 为摩尔蒸发热；RT 为蒸发或升华时气体所做的膨胀功，R 为气体常数，T 为绝对温度。

溶解度参数在数值上等于内聚能密度的平方根，即分散单位体积（1 cm³ 或 1 m³）物质分子所需的能量，反映了分子内聚力即物质分子间相互吸引作用力的大小。

根据热力学定律，两种物质混合能成为溶液，体系混合热焓的变化（ΔH）与溶解度参数的关系可用 Hildebrand 公式表示：

$$\Delta H = V_m \varphi_1 \varphi_2 (\delta_1 - \delta_2)^2 \quad (1-2)$$

式中：V_m 为溶液的摩尔体积；φ 为组分的体积分数；δ 为组分的溶解度参数；下标 1 和 2 分别表示溶剂和溶质。

由式（1-2）可以得出，只有溶质和溶剂的溶解度参数相同或相近时，即 $\delta_1 - \delta_2$ 接近 0，溶解过程中 ΔH 趋近于 0，才能使溶解过程中的自由能变化小于 0（$\Delta G < 0$），如此溶解才能自发进行。也就是说，待提成分和所选择溶剂的溶解度参数相等或相近时，溶解能自发进行，溶剂提取的提取率高。

2. 溶剂极性

常用溶剂按经典极性大小的概念可进行分类和排序，但这种分类和排序只是一种定性的描述，不能定量估算。

（1）大极性溶剂：水。

（2）亲水性有机溶剂：甲醇、乙醇、丙醇、异丙醇、丁醇、戊醇等，溶剂分子中含有羟基，能与水形成氢键。其中，甲醇、乙醇、丙醇、异丙醇与水互溶，而丁醇、戊醇不能与水混溶，相互饱和后分层。

（3）亲脂性有机溶剂：石油醚、正己烷、环己烷、苯、四氯化碳、氯仿、二氯甲烷、乙醚、乙酸乙酯等，不具有与水形成氢键的能力，极性较小。

（4）既亲水又亲脂有机溶剂：丙酮等，可与石油醚混溶，也可与水混溶。

常用溶剂极性从小到大的顺序：石油醚 < 乙醚 < 氯仿 < 乙酸乙酯 < 丙酮 < 正丁醇 < 乙醇 < 甲醇 < 水。

3. 溶剂的溶解度参数

溶剂的溶解度参数是不同的溶剂能否相互混溶或溶剂能否溶解固体的一个定量参数。通过对液体摩尔蒸发热或升华热的测定，可计算得到溶剂的溶解度参数；用统计热力学的方法计算液体的内聚能，也可以得到溶剂的溶解度参数。若将多种溶剂混合，混合溶剂的溶解度参数（$\delta_{混}$）可按下式计算：

$$\delta_{混} = \sum \varphi_i \delta_i \quad (i = 1, 2, \cdots, n) \quad (1-3)$$

式中：δ_i 为第 i 种溶剂的溶解度参数；φ_i 为第 i 种溶剂的体积分数。

表 1-1 是常见溶剂的溶解度参数，可以看出，溶剂的溶解度参数越大，分子间的作用力越大，分子的极性也越大。

表 1-1　常见溶剂的溶解度参数

溶剂	$\delta/(\mathrm{cal \cdot cm^{-3}})^{1/2}$	溶剂	$\delta/(\mathrm{cal \cdot cm^{-3}})^{1/2}$
正己烷	7.3	环己酮	9.9
乙醚	7.4	二氧六环	9.9
环己烷	8.2	丙酮	9.9
四氯化碳	8.6	二硫化碳	10.0
二甲苯	8.9	吡啶	10.9

续表 1-1

溶剂	$\delta/(cal\cdot cm^{-3})^{1/2}$	溶剂	$\delta/(cal\cdot cm^{-3})^{1/2}$
甲苯	8.9	正丁醇	11.4
乙酸乙酯	9.1	二甲基甲酰胺	12.1
苯	9.2	乙醇	12.7
甲乙酮	9.3	醋酸	12.9
氯仿	9.3	甲酚	13.3
邻苯二甲酸	9.4	甲酸	13.5
四氢呋喃	9.5	苯酚	14.5
氯代苯	9.5	甲醇	14.5
二氯乙烷	9.8	水	23.4

4. 化合物的结构与极性

Hildebrand 溶解度参数是一个表示物质结构特点的参数，用来表征分子间的相互作用力，但只适用于非极性液体混合物。Hansen 将液体的内聚能视为色散力、极性力和氢键三种分子间作用力的合力，从而将溶解度参数推广到极性系统和缔合系统，建立三维溶解度参数体系，提出了三维溶解度参数计算原理，即溶解度参数（δ）为色散溶解度参数（δ_d）、极性溶解度参数（δ_p）和氢键溶解度参数（δ_h）的加合。

$$E = F_d + F_p + F_h \tag{1-4}$$

$$\delta = \delta_d + \delta_p + \delta_h \tag{1-5}$$

式中：E 为内聚能；F_d、F_p 和 F_h 分别为内聚能的色散力贡献值、内聚能的偶极力贡献值和内聚能的氢键贡献值。

溶解度参数作为衡量物质之间相溶性的重要参数，已被成熟地应用于小极性的聚合物-溶剂体系中，无论作为选择溶剂的依据，还是在高分子溶液理论研究以及聚合物的增塑、加工和改性等方面，都起着十分重要的作用，特别是在涂料工业中得到了广泛应用。但是，由于天然产物极性变化大和结构复杂等，根据分子结构计算溶解度参数来进行提取溶剂的选择仍处在探索中。尽管如此，三维溶解度参数的计算理论仍能表明，物质之间相溶性的主要影响因素是各种分子间作用力，即色散、偶极力和氢键作用。

在天然药物化学研究中，常用分子的极性来定性描述分子间的作用力。分子的极性由分子中基团的极性决定，基团的极性由基团的偶极距和形成氢键的能力决定，偶极距越大，形成氢键的能力越强，基团的极性越大。药用植物有效成分分子结构中的常见基团可按极性大小分为强极性基团、极性基团、中等极性基团、非极性基团。

(1) 强极性基团：羧基、酚羟基、季铵碱等，能电离产生羧酸根阴离子和氢阳离子、铵阳离子。强极性基团属易溶于水的官能团，即亲水基团。

(2) 极性基团：羟基、胺基等，具有较强的形成氢键的能力。极性基团亦属于亲水基团。

(3) 中等极性基团：硝基、酯基、羰基、醚基、卤原子等。基团有较大的偶极距，因不能电离或接受质子的能力较差，属于亲脂性极性基团，易溶于有机溶剂中。

(4) 非极性基团：烷基、芳基等。基团中所含化学键均是非极性共价键，属亲脂性非极性基团，易溶于有机溶剂中。

三、常用提取溶剂的性质

（一）常见化合物的极性与溶解性

化合物的极性与分子中所含极性基团和非极性基团的性质、相对数量有关，极性基团越多，分子极性越大；极性基团数一样时，分子量大，非极性基团所占比例增加，则分子极性减小。具体化合物的极性与溶解性如下。

(1) 蛋白质：分子中含有多个酰胺基团，具有形成氢键的能力，有酸碱两性，溶于水，难溶于亲脂性溶剂。

(2) 淀粉、多糖：为多羟基化合物，分子量大，只溶于热水。

(3) 单糖、寡糖（葡萄糖、蔗糖等）：为多羟基化合物，易溶于水和醇－水溶液。

(4) 季胺、氮氧化物：为极性离子型分子，可溶于水。

(5) 氨基酸：为偶极离子型化合物，易溶于水，可溶于醇。

(6) 苷类：分子中含多羟基的糖基，可溶于水和醇－水溶液。

(7) 苷元：大部分具亲脂性，可溶于亲脂性溶剂。

（二）常用提取溶剂

1. 水

水可溶解生物碱盐、极性大的苷类（皂苷、黄酮苷等）、有机酸盐、氨基酸、蛋白质、鞣质、糖类、无机盐等。酸水可溶解碱性成分（如生物碱等），碱水可溶解酸性成分（如有机酸、多羟基黄酮、蒽醌、香豆素、酚类成分及内酯类成分等）。水作为提取溶剂，有穿透力强、易进入药材组织等优点；缺点是专属性差，提取物含杂质多。

水作为溶剂，常用于中药复方的提取。极少单独用水作为溶剂提取药用植物中的活性成分，一般常采用醇－水混合溶液作为提取溶剂。

2. 乙醇、甲醇

乙醇、甲醇可溶解生物碱及多种结构类型的苷类、苷元、萜类、挥发油、树脂、色素、鞣质、有机酸等，对大多数次级代谢产物均具有较好的溶解性。乙醇、甲醇作为提取溶剂，有价廉、毒性较小、穿透力强、易进入植物细胞等优点；缺点是专属性差，在少数情况下会与待提取活性成分发生反应。例如，在高温时，乙醇、甲醇会使苷类化合物分解；在酸、碱存在时，会使一些活性成分发生酯化。

3. 醇－水溶剂系统

80% 醇－水溶液是最常用的提取溶剂。这类溶剂系统具有强极性，有强大的穿透细胞壁的能力，可将细胞内大量成分溶出。在提取时，醇－水溶剂系统主要溶解大极性的成分，但因共溶作用，中等极性和小极性的成分也会被一起溶出。在提取活性成分时，醇-水溶剂系统的溶解性能比醇系统要强。

醇-水溶剂系统对药用植物有效成分有较好的溶解能力，95%乙醇溶液可溶解极性较小的活性成分，如生物碱、挥发油等。随着水的比例增加，被溶解成分的极性增加，60%~70%乙醇溶液可溶解皂苷、黄酮苷、蒽醌等；40%~50%乙醇溶液可溶解强心苷、鞣质等；<50%乙醇溶液可溶解生物碱盐等。

4. 亲脂性有机溶剂

（1）丙酮：有溶解性能好、价较廉、毒性较小、易进入植物细胞、沸点低、易回收等优点，可用于提取低极性的脂类、长链醇等化合物。其缺点是专属性差。

（2）乙酸乙酯：可溶解生物碱、某些苷、各种苷元、萜类、挥发油、色素等，可用于提取黄酮及苷等化合物。

（3）氯仿：可溶解生物碱、甾类、萜类、挥发油、油脂、色素、内酯、香豆素、极性小的蒽醌等，可用于提取生物碱等化合物。其缺点是毒性较大，须在通风橱中使用，且价钱昂贵。氯仿较难进入植物细胞，只能溶解细胞外物质，故较少用作药用植物成分的粗提溶剂。

（4）乙醚、二氯甲烷：溶解成分与氯仿相似，可溶解弱极性苷元、挥发油等。二氯甲烷有时会与某些生物碱发生反应生成季铵盐。乙醚因低沸点、易燃、易爆、易生成过氧化物等缺点，极少用作粗提溶剂。

（5）石油醚：可溶解油脂、蜡、亲脂性色素、萜类、甾类等亲脂性强的成分，常用于低极性的脂类提取或植物提取物的脱脂。其优点是专属性强，挥发性高，易回收。

四、溶剂提取操作流程

药用植物有效成分溶剂提取是一系列实验操作步骤的组合，如图1-1所示，包括药材粉碎、溶剂提取操作、各种固液分离操作（如离心、过滤、浓缩等）。最后的提取物是各类天然成分的混合物，即浸膏。提取完毕后需对浸膏称重，计算提取率。

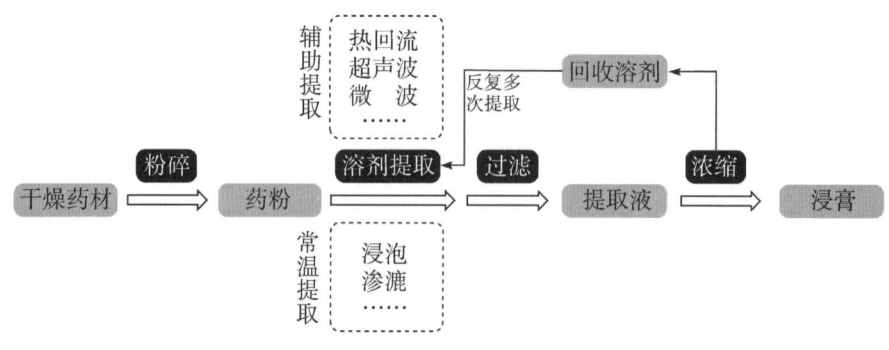

图1-1 溶剂提取操作流程

五、样品提取前处理

(一) 药用植物的干燥及储存

新采集的植物样品,用水洗去泥土,室温下置于通风处风干,避免阳光直射,以免紫外线对植物成分造成破坏;也可置于 40 ℃以下的烘箱中烘干。新鲜植物样品须存放在通风处,避免微生物繁殖造成成分破坏。若需研究新鲜植物的化学成分,必须立即对新鲜植物进行溶剂提取,以阻止酶解反应造成的苷类等化合物的水解。

在药用植物储存过程中,某些化学成分会损失或发生变化,因此,储存前最好先进行少量新鲜植物样品的溶剂提取,用薄层层析检测,留作对照。

(二) 药用植物样品的粉碎

在溶剂提取前,将药用植物进行适当的粉碎,可提高溶剂提取的效率。通常,药材粉碎的粒度越小,溶剂提取效率越高,但过分的粉碎会给以后的浸提、过滤操作带来困难。因此,粉碎的粒度以能过 3 mm 的筛网(即筛网目数为 6 目)为佳。

干燥的药材可在专门设计的中药粉碎机中粉碎,将药材置于粉碎机中,盖上盖子,接通电源约 30 s 即可粉碎完毕。新鲜的植物样品可在搅拌机(即组织匀浆机)中破碎。在粉碎操作过程中要注意安全,在加样和取样前切记要拔下电源插头,以免发生危险。

六、常温溶剂提取

常温溶剂提取即选用合适的溶剂,在常温下将药用植物中的活性成分溶解出来。常用的提取操作有浸泡和渗漉两种。

(一) 浸泡

(1) 浸泡装置:有盖的玻璃容器或不锈钢容器。

(2) 浸泡操作:将粉碎好的药用植物样品装入有盖的玻璃容器或不锈钢容器中,加入适量提取溶剂,一般要使溶剂浸过样品表面数厘米,室温放置 1~3 d(对于难浸出的成分需更长时间),然后放出或倾出提取溶液,再加入新的提取溶剂浸泡,反复浸提 3~5 次,直到活性成分被完全溶解出。

(3) 浸泡操作要点:浸泡过程中要加盖密封,以免溶剂挥发。用水作为提取溶剂时,要加入适当防腐剂以防止霉变。偶尔振摇、搅拌提取液,可加快浸泡提取速度。为减少过滤过程中的操作损失,也可将粉碎后的药材样品盛入布袋,将布袋悬挂在提取溶剂的上部。

(二) 渗漉

(1) 渗漉装置:由加液装置、渗漉筒、接液装置等组成。渗漉筒是带有下出液口的玻璃容器或不锈钢容器，形状一般为圆柱形或上粗下细的倒圆锥形，如图1-2所示。

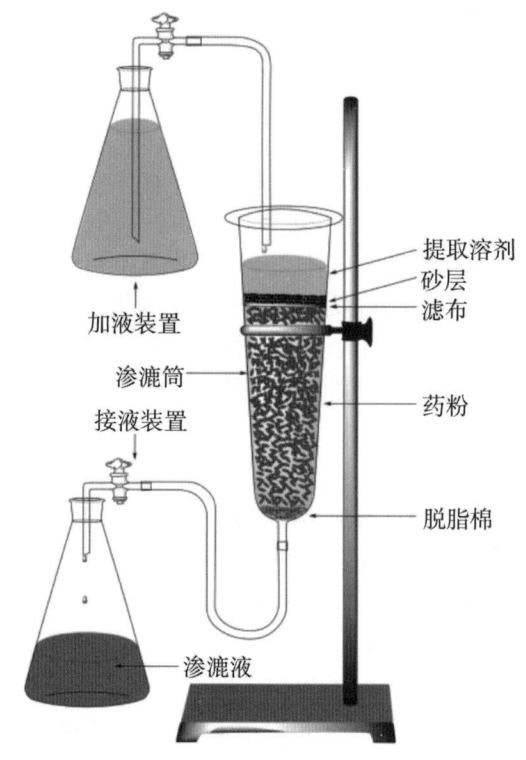

图1-2 渗漉装置

（2）渗漉操作：先在渗漉筒底铺一层脱脂棉或放一个多孔隔板，再将粉碎好的样品放置在脱脂棉或多孔隔板上。装筒时，药粉要分次加入，下部药粉宜粗且要装得稍松，上部药粉宜细且要装得稍紧，药粉装至渗漉筒高度的2/3即可。然后在药粉上面盖一层滤纸或滤布，再压上少许碎砂或石子。最后加入适量的提取溶剂，使药粉被完全浸没。待药粉浸泡24 h后，将提取液从渗漉筒下部缓缓放出，同时从上部连续不断地添加新溶剂，直到提尽所有有效成分。

（3）渗漉操作要点：在装筒前，需将药粉先用提取溶剂湿润，待药粉充分膨胀后再装入渗漉筒，以免加入溶剂后药粉膨胀造成渗漉筒堵塞，甚至导致渗漉筒胀裂。在渗漉过程中，要边渗漉边加新溶剂，保证药粉上面被溶液浸没。渗漉液滴下的流速，一般要控制在5 mL/min左右（1 000 g药粉渗漉时）；大量生产时，一般每小时流量控制在渗漉筒容积的1/48～1/24。当渗漉液颜色极浅或渗漉液的体积相当于原药材体积的3～5倍时，便可认为有效成分基本上提取完全；也可取样检查作为终止提取的指示。渗漉是一种简便、连续的溶剂提取操作，提取溶剂及时被新鲜溶剂替换，提取效率比简单浸泡提取要高得多，但溶剂的消耗量较大。

七、热辅助溶剂提取技术

(一) 热辅助溶剂提取原理

在加热的辅助作用下,溶剂分子运动速度加快,溶解扩散速度增加,对细胞壁的穿透能力也增加,可缩短提取时间,提高提取效率;但某些热敏成分受热易被破坏。

(二) 热回流溶剂提取

(1) 热回流溶剂提取装置:由圆底烧瓶、冷凝管、加热装置等组成,如图 1-3 所示。

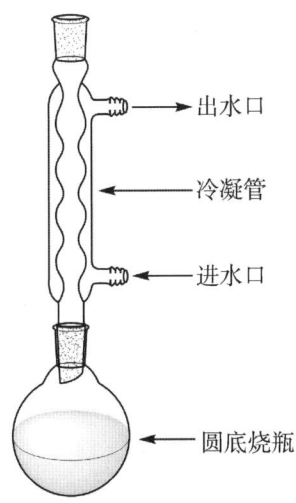

图 1-3 热回流溶剂提取装置

(2) 热回流溶剂提取操作:将粉碎好的药材放在圆底烧瓶里,加入适量溶剂,按从下至上的顺序安装回流装置,按下入上出的方式接通冷凝水,开启加热装置,进行加热回流提取。

(3) 热回流溶剂提取操作要点:一般用低沸点有机溶剂(如乙醇、甲醇、氯仿、石油醚等)进行提取。提取操作一般要重复 3 次,第一次回流 1 h,待回流液冷却后倾倒出提取液,再加入新溶剂,依次回流 40 min、30 min,合并 3 次提取液,浓缩回收溶剂即可得到提取物。

(三) 索氏提取

(1) 索氏提取装置:由冷凝管、索氏提取器(其上有虹吸管和通气侧管)、圆底烧瓶等组成,如图 1-4 所示。

(2) 索氏提取操作:将粉碎好的植物样品用袋装好或用滤纸包好放置在索氏提取

器中，烧瓶中的溶剂受热汽化，通过提取器旁通气侧管到达上部冷凝管，溶剂蒸气被冷凝为热液体后滴入提取器中，在此对植物样品进行热浸提，当滴入的溶剂逐渐增多达一定高度时，因虹吸作用，溶解了活性成分的提取液流回烧瓶中。烧瓶中的溶剂不断受热汽化再不断冷凝为热的液体滴入提取器中对植物样品进行热浸提，一段时间后提取了活性成分的溶液又被虹吸回烧瓶中，此过程连续重复进行，药用植物活性成分逐渐在烧瓶中富集。提取完毕后，将烧瓶中的提取液浓缩，便可得到提取物。索氏提取是一种自动、连续、高效的提取方式，提取液后续不需要过滤，只需加入较少溶剂便可一次将有效成分完全提取。但索氏提取器容量较小，只适用于少量药材的提取，大量提取时可根据此原理设计装置。索氏提取技术最大的缺点是提取物长时间处于沸腾状态，热不稳定的成分易发生结构变化。

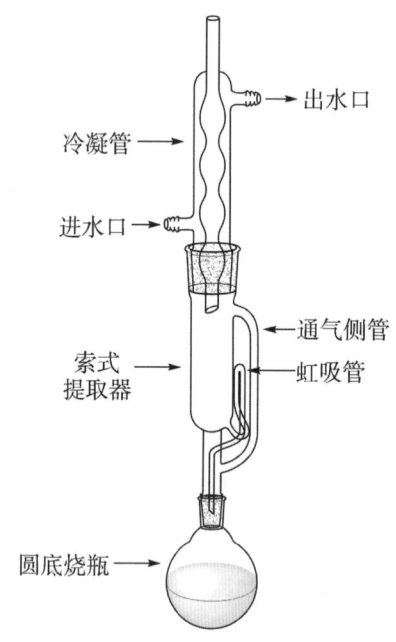

图 1-4　索氏提取装置

（3）索氏提取操作要点：将粉碎好的样品用袋装好或用滤纸包好放在索氏提取器中，内装物高度不得超过虹吸管高度。采用由下至上的顺序安装仪器，按下入上出的方式接通冷凝水，提取溶剂由上部加入烧瓶中，烧瓶置于水浴中加热回流。索氏提取技术一般只用单一溶剂作提取溶剂，采用混合溶剂时，随着烧瓶中成分富集，沸点上升，蒸气组成会发生变化，有时会出现实验结果重复性不佳的现象。索氏提取所需的时间可按 500 g 药材需 24 h 来大致计算，也可通过虹吸管中回流液体的颜色来判断（虹吸管中回流液的颜色变浅，可认为提取完全）。

（四）水煎煮法

（1）水煎煮装置：如砂锅、搪瓷桶、不锈钢锅、玻璃烧杯等器具。

（2）水煎煮操作：将粉碎好的药材样品放入容器中，加热水浸过样品，充分浸泡（约 3 h）后，加热煎煮 30 min，滤出水溶液，然后再加水重复煎煮 2～3 次，每次 30 min 即可，最后合并水溶液。

（3）水煎煮操作要点：采用直火加热要不断搅拌以免焦糊；蒸汽加热可用夹层锅，也可将蒸汽直接通入锅内加热。

水煎煮的方法常用来提取中药复方或药用植物中的多糖、黄酮苷、季铵盐、单宁酸等极性较大的化合物，但由于共溶现象的存在，小极性的化合物也会部分被提取出。

八、超声波辅助溶剂提取技术

（一）超声波辅助溶剂提取原理

超声波能提高溶剂提取速度和提取效率的主要原因是超声波在液体介质中产生的超声空化效应。空化效应是发生在液体介质中的一种物理现象，指液流由于压力突然变化而产生的气泡急剧增大和溃灭。任何液体在其静止或运动过程中，受环境和气体分子运动的影响，不可避免地会溶入一些气体，因此液体中会悬浮着一些气相微泡，称为"气核"。通常，这些气核不能被肉眼看到，只有在低压区气泡增长时才会被观察到。当液体中的压力降到空气分压以下时，溶解于液体中的气核迅速膨胀而产生大量的气泡；当压力继续降至该液体在此温度下的饱和蒸气压以下时，除液体中所含气体析出而形成气泡外，液体本身还会剧烈地气化沸腾，产生大量的气泡。由于液体汽化和溶解气体的液流是向着作为核的空泡内进行的，结果形成充满空气和蒸气的气泡。当这些气泡随液流进入高压区时，蒸气高速凝结，气泡溃灭，流体质点便向空腔中心高速运动，产生强烈的冲击，使瞬时的局部压力和局部温度急剧上升，这种现象被称为空化效应（或气蚀）。在空化效应产生过程中，气泡的急剧增大和溃灭会产生强烈的冲击波，使液体局部的温度和压力急剧升高，产生强大的能量。超声波能加速溶剂提取、提高提取效率正是基于这一原理。超声波是频率在 20 kHz～1 MHz 的高频声波，是一种纵波，传媒质点的振动方向与波的传播方向一致，如图 1-5 所示。在超声波传播过程中，传媒质点运动造成质点分布不均匀，出现疏密不同的区域，在质点分布稀疏区域，声波形成负压相，在质点分布致密区域，声波形成正压相，且负压相、正压相交替连续地变化。在正压相位时，超声波挤压介质分子，增大了原来介质的密度；在负压相位时又使介质分子离散，减小了介质的密度，产生拉应力。当足够大振幅的超声波作用于液体介质时，在负压区内介质分子间的平均距离会超过使液体介质保持不变的临界分子距离，液体介质发生断裂而形成微泡，微泡进一步增大成为空化气泡。一方面这些气泡可能重新溶解于液体介质中，也可能上浮并消失；另一方面随着声场的变化，这些气泡继续增大，直到负压达到最大值，在紧接着的压缩过程中，这些空化气泡被压缩，体积缩小，有的甚至完全消失。随着泡核的振荡、生长、收缩及崩溃等一系列动力学过程，空化气泡破灭产生高温高压，并且由于气泡周围液体高速冲入气泡而形成强烈的局部激波。空化效应产生的最高温度 T_{max} 和最大压强 P_{max} 可通过 Noltingk Napprais 方程计算：

$$T_{\max} = T_0 \left[\frac{P_{\mathrm{m}}(\gamma - 1)}{P_{\mathrm{v}}} \right] \quad (1-6)$$

$$P_{\max} = Q \left[\frac{P_{\mathrm{m}}(\gamma - 1)}{Q} \right]^{\frac{\gamma}{\gamma-1}} \quad (1-7)$$

式中：$T_{\max}$ 为空化坍塌结束时气泡内温度（K）；T_0 为液体温度（K）；P_{m} 为空化泡开始坍塌瞬间液体内压力（Pa）；P_{v} 为液体蒸气压（Pa）；γ 为气体的比热容比（$C_{\mathrm{p}}/C_{\mathrm{v}}$）；$P_{\max}$ 为空化坍塌结束时气泡内压力（Pa）；Q 为气泡内蒸气和液体中扩散进去的气体总压（Pa）。

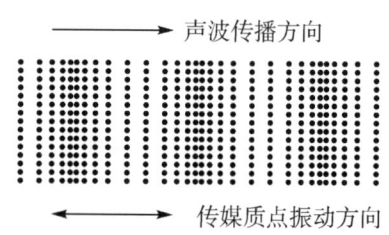

图 1-5　超声波传播示意

根据 Noltingk Napprais 方程计算得到的空化气泡内温度 $T_{\max}$ 高达 10 000 K，压力超过 5.065×10^7 Pa。当空穴在紧靠固体表面的液体中发生时，空穴破裂的动力学明显发生改变。在纯液体中，由于空穴周围条件相同，空穴破裂时，总保持球形；但紧靠固体边界处空穴的破裂是非均匀的，从而产生高速液体喷流，膨胀气泡的势能转化成液体喷流的动能，在气泡中运动并穿透气泡壁。已观察到液体喷流朝固体表面的喷射速度可达 400 km/h，喷射流在固体表面的冲击力非常强，能对冲击区造成极大的破坏，这样可将药效成分从生物材料上冲撞下来。

除空化效应外，超声波的机械振动产生的扰动效应，可加速溶液中的扩散搅拌作用，增大分子运动速度，增加溶剂穿透力、扩散系数、渗透率等，也可加速目标成分进入溶剂，提高提取速度。一般用经典方法需要数小时才能完成的提取过程，在超声波辅助作用下几分钟内便可完成。

超声频率对空化作用有很大影响，随着超声频率增高，声波膨胀相时间变短，空化核来不及增长到可产生空化效应的空化泡，即使空化泡形成，声波的压缩相时间亦短，空化泡可能来不及发生坍塌，空化过程会变得难以发生。因此，超声频率增高将使空化效应变弱。超声空化作用是提高溶剂提取速度的主要作用，当其他实验条件保持相同时，为了充分利用超声作用，溶剂提取应该采用低频的超声波。

（二）超声波辅助溶剂提取

（1）超声波辅助溶剂提取装置：实验室常用的有浴槽式和探针式两种，二者的比较见表 1-2。实验室常见的超声波清洗仪是应用较广的超声波浴槽。其缺点是随时间变化，超声波能量衰减及能量分布不均匀。超声波浴槽只有紧靠超声波源附近的一小部分液体可发生空化作用,实验的重现性和再现性都较差。超声波探针是专用于超声波辅助溶剂提取的装置,常见的为超声波细胞破碎仪。其优点是能量集中在某一范围内,因而在液体中能提供有效的空化作用,提取效率比浴槽式要高得多。

表1-2 探针式和浴槽式超声波系统比较

项目	探针式	浴槽式
处理时间/min	<5	>30
恒温箱	无	有
能量/（W·cm^{-2}）	50~100	1~5
振幅	可变	恒定
提取效率	高	低
对化合物破坏程度	高	低
处理样品量	少	多

(2) 超声波辅助溶剂提取操作:用探针式超声波系统进行提取时,一般选用玻璃烧杯作为提取容器。将药材粉放入玻璃器皿中,加入适量溶剂(溶剂量为药材粉体积的1.5~2.0倍),将超声波发射探头插入液面下1.5~2.0 cm处,超声提取5~7 min,彻底滤出提取液,即可完成一次超声提取,一般重复超声提取3次。溶剂量较少时,超声提取时间相应减少。用浴槽式超声波系统进行提取时,可选用烧杯或三角烧瓶作为提取容器。将药材粉放入玻璃器皿中,加入适量溶剂(溶剂量为药材粉体积的1.5~2.0倍),将玻璃器皿放进超声波清洗仪中,在超声波清洗仪中加入适量的水作为超声波传导介质(加水量要合适,不能使玻璃器皿漂浮),超声提取25~30 min,超声提取完毕后,彻底滤出提取液,即可完成一次超声提取,一般重复超声提取3次。

(3) 超声波辅助溶剂提取操作要点:提取容器一般选用玻璃器皿,因金属容器会反射吸收超声波,要避免使用。超声波提供的强大能量会导致化合物降解或产生游离基,使提取率下降,因此超声提取时间不宜太长。

九、微波辅助溶剂提取技术

(一) 微波辅助溶剂提取原理

微波提高药用植物溶剂提取速度和提取效率的主要原理是微波热效应。常规加热手段如远红外线辐射、电炉、酒精灯、煤气灯等,是通过热传递的方式实现的(图1-6a)。热源通过对流、辐射等方式加热固体周围环境,如空气、炉气蒸气、溶剂等媒介,在温度梯度的推动下,媒介与容器壁或固体表面对流传热,使固体表面得到热量,再将热量传到固体内部。其缺点是效率低,加热慢。微波辅助溶剂提取的加热方式叫介质微波加热,如图 1-6b 所示。微波是波长为 1 mm～1 m、频率为 300～300 000 MHz 的电磁波,将有极分子电介质和无极分子电介质置于微波电磁场中时,微波以光速渗入物体内部,因电介质电子、离子的移动或缺陷偶极子的极化而被吸收,而电介质分子中会形成偶极子或已有的偶极子重新排列,并随着高频交变电磁场以每秒高达数亿次的速度摆动。根据德拜理论,极性分子在极化弛豫过程中的弛豫时间(τ)与外加交变电磁场极性改变的角频率(ω)有关,在微波段时有 $\omega\tau = 1$ 的关系。根据我国工业微波炉加热设备常用的微波工作频率 915 MHz 和 2 450 MHz 计算,τ 为 $10^{-11} \sim 10^{-10}$ s 数量级。电介质分子要随着不断变化的高频电场的方向重新排列,就必须克服分子原有的热运动和分子相互间作用的干扰与阻碍,产生类似于摩擦的作用,实现分子水平的"搅拌",从而产生大量的热,导致细胞内压力增大并迅速膨胀,使细胞壁被破坏,内容物流出,加速组分的溶解、扩散。

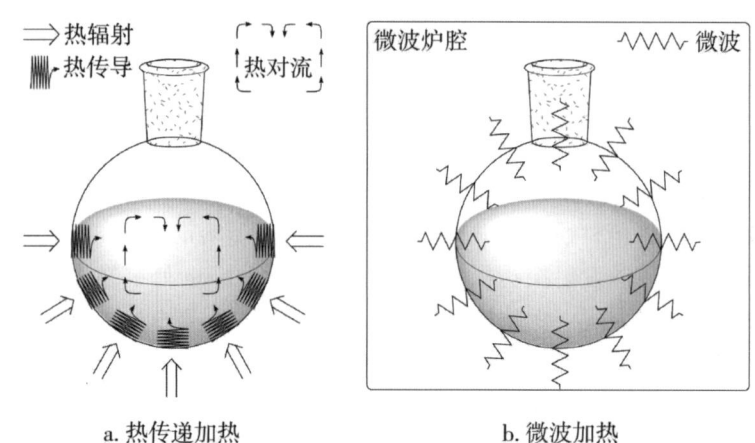

图 1-6 加热方式

微波能转化为热能的特点有:

(1) 即时性:样品吸收微波能是其中极性分子与微波电磁场相互作用的结果,即只要有微波辐射,样品立刻得到加热;反之,样品就得不到微波能量而停止加热。

(2) 整体性:微波是一种穿透力强的电磁波,能穿透物体的内部,向被加热材料内部辐射微波电磁场,推动其中极性分子的剧烈运动,使分子相互碰撞、摩擦而生热。因此,微波加热过程是在整个物体内同时进行的,升温迅速,温度均匀,温度梯度小,是一种"体热源",大大缩短了常规加热中热传导所需的时间。

(3) 选择性:物质与微波的耦合能力,除取决于微波的功率外,还取决于物质本身的性质。一种物质在特定频率和温度下将电磁能转化为热能的能力可以用该物质的损耗因子(δ)来衡量:

$$\tan\delta = \varepsilon''/\varepsilon' \tag{1-8}$$

式中:$\tan\delta$ 为介质损耗因子角正切;ε'' 为介电损耗,表示物质将电磁能转换为热能的效率;ε' 为介电常数,表示物质被极化的能力或物质阻止微波穿透的能力。

一般来说,物质的 ε' 值愈大,对微波的耦合作用愈强。极性分子与微波有较强的耦合作用,非极性分子与微波产生弱耦合作用或不产生耦合作用。根据物质对微波的反应不同,可将物质分为微波反射型、微波透明型、微波吸收型和部分微波吸收型四种。

(4) 高效性：微波加热是内部"体热源",它并不需要高温介质来传热,因此绝大部分微波能量被样品吸收并转化为升温所需要的热量,形成了微波能量利用高效率的特性。与常规电加热方式相比,微波加热一般可以节电 30%～50%。由于微波加热具有高效性,用经典溶剂回流提取需要几小时才能完成的操作,用微波辅助溶剂提取往往在几分钟之内或几秒之内便可完成；另外,微波辅助溶剂提取的溶剂用量比经典方法减少 50% 以上,且对一些大分子量的蛋白质有灭活除杂的作用。

(二) 微波辅助溶剂提取影响因素

(1) 溶剂极性：溶剂极性对微波辅助溶剂提取效率有很大的影响,微波辅助溶剂提取效率取决于物质分子对微波能量的吸收能力,分子的极性越大,介电常数越高,微波吸收能力越强,提取效率越高 (表 1-3)。因此,选择提取溶剂时,除要求溶剂对待提成分有较强的溶解能力,且对后续操作干扰较少外,还要选择极性溶剂为提取溶剂,目的是提高提取溶剂吸收微波的效率。

表 1-3　不同介电常数溶剂加热 15 s 时升高的温度

有机溶剂	温度/℃	沸点/℃	介电常数	有机溶剂	温度/℃	沸点/℃	介电常数
二噁烷	11	101	2.2	1-戊醇	51	137	13.9
丙酸	19	141	3.3	2-戊酮	49	102	15.4
氯仿	24	62	4.8	1-丁醇	56	117	17.8
乙酸乙酯	29	77	6.0	2-丁酮	41	80	18.5
醋酸	38	118	6.2	1-丙醇	62	97	20.1

常用的微波提取溶剂有甲醇、乙醇、丙酮、水等极性溶剂。微波透明的非极性溶剂如二氯甲烷、正己烷、乙腈等不能吸收微波,若需选用非极性溶剂作为提取溶剂时,可加入少量极性溶剂以提高溶剂吸收微波的能力,如己烷-丙酮、二氯甲烷-甲醇和水-甲苯等混合溶剂是常用的微波提取溶剂体系。

(2) 提取温度：微波提取常在密闭容器中进行,密闭容器内部压力可达到 1.0 MPa 以上,溶剂沸点比常压下的溶剂沸点提高许多,可达到常压下使用同样溶剂所达不到的提取温度。例如,常压下丙酮的沸点为 56.2 ℃,在密闭容器中丙酮的沸点提高到 154 ℃；在密闭容器中丙酮与环己烷 (体积比为 1:1) 的混合物共沸点提高到 158 ℃,远高于常压下的沸点。高温使提取成分从基体的解吸速率及扩散至溶剂中的速率显著增强,从而提高微波致热提取的速率,大大缩短了提取所需的时间。

(3) 提取时间：提取时间与被提样品量、溶剂体积等有关。不同的被提取样品和溶剂对微波能吸收能力不同、汽化热不同,所需的提取时间也不相同,通常加热 1～

2 min 即可达到要求的提取温度。一般情况下，微波提取时间在 10～15 min。提取率随提取时间的延长有所增加，但增长幅度不大。

（4）水分：水是良好的微波能的吸收体，因此待提植物药材中的含水量对提取率的影响很大。对于不含水分的药材，要采取润湿的方法，使其具有适宜的水分。一般而言，植物药材最佳水分含量为 10%～20%（质量分数）。

（三）微波辅助溶剂提取装置

微波辅助溶剂提取常用玻璃、塑料器皿作容器。密闭萃取罐由聚四氟乙烯材料制成，聚四氟乙烯材料允许微波自由通过，能耐高温、高压且不与溶剂反应。

（1）密闭式微波提取体系：该体系由磁控管、炉腔、压力和温度的监视装置所组成。在炉腔中有可容放 12 个密闭萃取罐的旋转盘，其结构如图 1-7 所示。该体系可实现温度和压力可控提取。其优点是待提成分不易损失，压力可控，当压力增大时，溶剂的沸点也相应增高，这样有利于提取待提成分。在密闭萃取罐装置中，最大压力可达到 600～1 000 kPa。

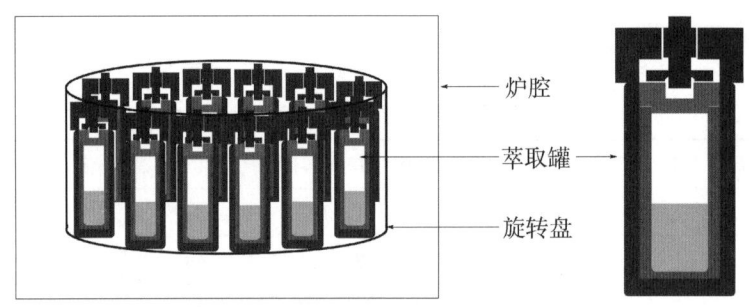

图 1-7　密闭式微波提取体系炉腔

（2）开罐式聚焦微波提取体系：该体系与密闭式微波提取体系基本相似，区别在于通过一导波管将微波聚焦在提取体系上，提取器与大气连通，即在大气压下进行提取（压力恒定），溶剂蒸气由冷凝管冷凝，如图 1-8 所示。

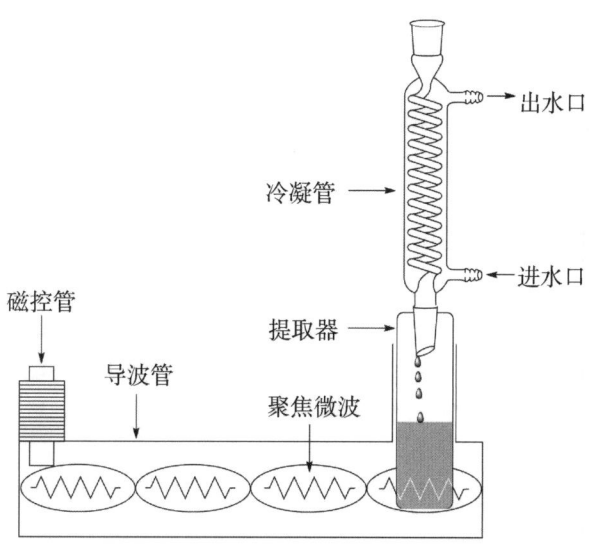

图1-8 开罐式聚焦微波提取体系

（四）微波辅助溶剂提取方式

（1）湿法提取：将粉碎的药材和所选的提取溶剂同时放置在密闭式微波提取体系或开罐式聚焦微波提取体系中，设置一定的输出功率、温度、压力和微波照射时间，即可进行提取。提取完毕后，待提取液冷却，滤出提取液，便完成一次提取操作。一般需重复3次提取操作，才能将药效成分完全提取出。

（2）干法提取：先将粉碎的药材用少量的极性溶剂如水、乙醇等湿润，设置一定的输出功率和照射时间，进行微波照射，对植物细胞壁进行破碎，使内容物外露，再用合适的溶剂进行溶解或回流，同样也能达到提高提取效率、缩短提取时间的目的。

十、生物酶解辅助提取技术

（一）生物酶解辅助提取原理

植物细胞壁是由纤维素、半纤维素、果胶质、木质素等物质构成的致密结构，进行溶剂提取时，包裹在细胞壁内的有效成分必须克服细胞壁及细胞间质的双重阻力向提取介质扩散，这样就导致提取速度慢或有效成分提取不完全等。生物酶解辅助提取技术可以通过选用适当的酶，使植物细胞壁及细胞间质中的纤维素、半纤维素、果胶质等物质降解，减少植物活性成分释出的阻力，从而提高有效成分的溶出效率。另外，生物酶解辅助提取技术还可以通过选择适当的酶类，控制非目标物的溶出，简化后续目标物精制操作。

（二）酶的种类

目前，在中药提取方面，应用较多的是纤维素酶，若要提取药用菌多糖等成分时，也可采用果胶酶、中性蛋白酶等复合酶。

（1）纤维素酶：纤维素是 β - D - 葡萄糖以 β - 1,4 - 葡萄糖苷键结合而成的聚合物，纤维素分子束聚集成为较大的单位——微纤丝，构成了植物细胞壁的框架，在微纤丝之间的空隙中尚有其他物质（如角质、木质素、二氧化硅），形成植物细胞壁的基本结构。在干燥植物中，纤维素占植物总重量的 1/3 ~ 1/2。纤维素酶是能使纤维素降解生成葡萄糖的一组酶的总称，包括内切葡聚糖酶、纤维二糖水解酶、β - 葡萄糖苷酶等。在提取生物碱等小极性的有效成分时，常用纤维素酶来破坏细胞壁，从而增加植物细胞内容物的溶出量。

（2）半纤维素酶：半纤维素包括木聚糖、甘露聚糖、阿拉伯聚糖、阿拉伯半乳聚糖和木葡聚糖等，约占植物干重的 35%，含量仅次于纤维素。半纤维素酶由 β - 甘露聚糖酶、β - 木聚糖酶等内切型酶，β - 葡萄糖苷酶、β - 甘露糖苷酶、β - 木糖苷酶等外切型酶，以及阿拉伯糖苷酶、半乳糖苷酶和乙酰木聚糖酶等组成，具有消化植物细胞壁的作用。

（3）果胶酶：果胶质属于黏液质类，是植物细胞的正常产物，多存在于植物的地下部分及种子中。果胶酶是分解果胶质的聚糖水解酶、果胶质酰基水解酶等复合酶的总称。

（4）木瓜蛋白酶、菠萝蛋白酶：木瓜蛋白酶、菠萝蛋白酶对动植物蛋白分子中的酰胺键等有非常强的水解能力，是广谱酶制剂，可用于分离、精制及改善提取液的澄清度，并能减少提取液过滤困难。

（三）酶解提取影响因素

（1）酶的种类：采用生物酶解辅助提取时，所用酶的种类应根据天然植物中有效成分、药材基质的性质来确定。若采用复合酶，对复合酶的组成、比例要进行筛选。关于酶的用量，需在含相同底物的提取液中加入不同量的酶进行酶解，通过测定酶解产物的含量，以确定最适用量。

（2）药材预处理：为利于酶解，需对药材进行粉碎。粉碎颗粒越细，越易悬浮在酶解液中，有效面积越大，越易被酶水解，水解速度越快。

（3）pH、温度：所提药材品种及所使用的酶的种类不同，酶解时最适 pH 及最适温度均不同，应根据实验来确定最适 pH 和温度。①纤维素酶水解纤维素，适宜温度为 50 ℃，适宜 pH 为 4.5；②复合酶纤维素酶加胰酶提取香菇多糖时，适宜温度为 40 ℃，适宜 pH 为 6.4；③果胶酶，适宜 pH 范围为 3.5 ~ 5.5，最适温度范围为 45 ~ 50 ℃；④纤维素酶和果胶酶复合酶，最佳酶解条件为纤维素酶和果胶酶等量混合，酶的浓度为 0.35 mg/mL，温度为 50 ℃，pH 为 4.5。

十一、溶剂提取技术中的固液分离操作

在溶剂提取过程中，经常使用的固液分离操作有：①过滤操作，目的是将悬浮态的固体物质与溶液分离；②减压蒸馏操作，目的是将溶液中的溶剂除去，使溶解在溶液中的固体物质与液体分离。

（一）过滤操作

1. 过滤的基本原理

过滤的基本原理如图 1-9 所示，在外力（如重力、压力）作用下，含有固体悬浮物的液体通过多孔性过滤介质，固体颗粒被截留，从而达到液、固两相分离的目的。

（1）过滤介质：过滤过程所用的多孔性介质称为过滤介质。过滤介质应具有多孔性、孔径大小适宜、耐腐蚀、耐热和足够的机械强度的特性。实验室常用的过滤介质是各种规格的滤纸（工业用过滤介质主要是棉、麻、丝、毛、合成纤维、金属丝等编织成的滤布，素瓷板或管、烧结金属等多孔性固体）。刚开始过滤时，很小的颗粒可能会进入介质孔道内或通过介质孔道而不被截留，使滤液混浊，但随着过滤继续进行，细小颗粒在孔道上及孔道中发生架桥现象，形成滤饼，逐渐增厚的滤饼成为真正的过滤介质。

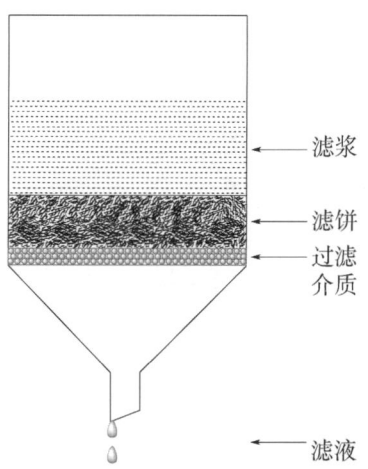

图 1-9 过滤的基本原理

（2）过滤速度影响因素：若忽略介质孔道形状的不规则性，将其视为长度均为 l_e 的一组平行细管，过滤速度的影响因素可用 Hagen Poiseuille 公式描述：

$$U_1 = \frac{\Delta P_f}{32\mu l_e} d_e^2 \qquad (1-9)$$

式中：U_1 为流体的实际流速（m/s）；ΔP_f 为通过滤饼的压力降（N/m²）；μ 为滤液的黏度（N·s/m²）；d_e 为滤饼层孔道的当量直径（m）；l_e 为孔道的平均长度（m）。

在过滤时，滤液通过过滤介质和滤饼层流动时需克服一定的阻力，过滤过程必须施

加外力。驱使滤液穿过过滤介质的外力可以是重力、压力差，也可以是离心力。在天然药物化学实验中，常用真空泵来产生压力差。压力差越大，过滤面积越大，滤饼厚度越小，过滤速度越快。

2. 常压过滤（自然过滤）

常压过滤的动力是液体自身重力。在液体自身重力的作用下，液体向下穿透滤纸或滤布等过滤介质，与截留在过滤介质上的固体分开。通常，小量溶液过滤可选用玻璃漏斗，为了加大过滤面积，可将滤纸叠成菊花形或使用皱纹漏斗，如需趁热过滤，可用保温漏斗；当过滤大量样品时，可用滤袋。

3. 减压过滤

大体积溶液减压过滤使用的漏斗为布氏漏斗，其由陶瓷制成。接收滤液的容器是带支管的厚壁三角瓶，即抽滤瓶。操作时将布氏漏斗配一橡皮环，塞在抽滤瓶上，必须保证密闭不漏气，漏斗下端斜口正对抽滤瓶的侧管，侧管用厚壁真空橡皮管与减压装置相连，抽滤瓶与抽气泵之间需装一安全瓶，整套减压抽滤装置如图1-10所示。过滤时，先在布氏漏斗中铺一圆形滤纸，直径略小于漏斗内径，以能紧贴漏斗底壁，恰好盖住所有小孔为宜；抽滤前，先用溶剂将滤纸润湿，打开抽气泵将滤纸吸紧后再加入待滤提取液。在减压的条件下，由于抽滤介质两边存在较大的压力差，吸引溶液穿过滤纸流入抽滤瓶内。停止抽滤时，先将安全瓶的放气阀打开接通大气后，再关闭抽气泵，以免倒吸。

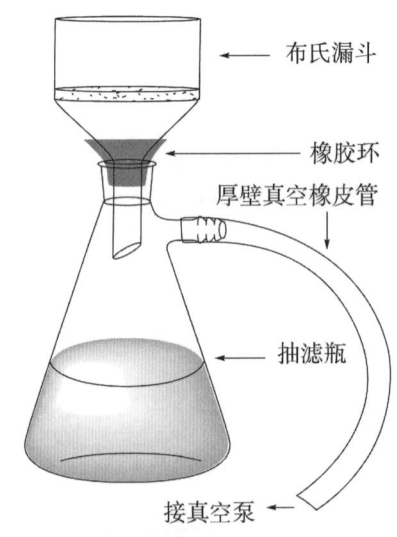

图1-10 布氏抽滤装置

4. 玻璃钉过滤

在过滤少量样品时，常采用一种自制的玻璃钉过滤装置。该装置包含一个玻璃漏斗和一根自制的玻璃钉（其直径比漏斗管径稍细，是将玻璃棒截成适宜的长度，在酒精喷灯上烧成钉状而成；钉头比漏斗管径稍粗）。另将一抽滤瓶截去底部，在一块厚玻璃板上打磨吻合，涂上真空油脂，接上抽滤管，整套系统通过缓冲瓶与真空泵相连。过滤时，先在玻璃钉上垫上滤纸，滤纸直径比钉头直径大 4 mm 左右，漏斗下接收集瓶，接着开启抽滤泵，利用负压将滤纸片抽紧，使其贴紧在玻璃钉和漏斗之间的缝上，最后加入溶液便可进行过滤。

（二）减压蒸馏

1. 减压蒸馏原理

液体的沸点是指液体的蒸气压等于外界压力时的温度，液体在沸点温度时，蒸气可以在液体内部生成，有较快的蒸发速度。液体的沸点随外界压力的变化而变化，当外界施加于液体表面的压力降低时，液体的沸点下降，液体的沸点温度与蒸气压的关系见图 1-11。外界压力减小，液体沸点降低，蒸发速度加快；外界压力增加，液体沸点升高，蒸发速度减小。沸点与压力的关系可近似地用以下公式求出：

$$\lg P = A + \frac{B}{T} \tag{1-10}$$

式中：P 为蒸气压；T 为沸点（热力学温度）；A、B 为常数。

从式（1-10）可大致得到这样的结论：外界压力减小一半，液体的沸点约降低 10 ℃。如果借助于真空泵降低蒸馏系统内压力，就可以降低液体的沸点，使溶剂在较低的温度下蒸馏，从而加快蒸馏速度，这便是减压蒸馏操作的理论依据。

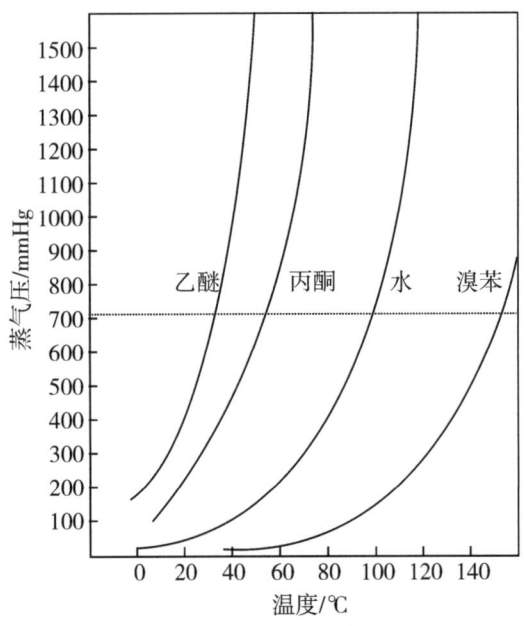

图 1-11 液体的沸点温度与蒸气压的关系

2. 旋转蒸发仪的工作原理

旋转蒸发是天然药物化学实验中最常用的溶剂回收浓缩操作。旋转蒸发仪的整套装置主要部件有加热装置、转轴、变速器、冷凝管、蒸馏烧瓶、接收烧瓶、减压泵等。蒸馏烧瓶、接收烧瓶均是标准磨口接口的梨形或圆底烧瓶。冷凝管是一回流蛇形冷凝管，一端开口与接收烧瓶相连，冷凝成液体的溶剂直接流入接收烧瓶。冷凝管与减压泵相连，在冷凝管与减压泵之间有一个三通活塞，当体系与大气相通时，可以将蒸馏烧瓶、接收烧瓶取下，进行溶剂转移等操作；当体系与减压泵相通时，蒸馏体系处于减压状态。旋转蒸发的基本原理是减压蒸馏，通过真空泵使蒸馏烧瓶处于负压状态，体系内部压力降低，液体的沸点下降，使溶剂在较正常沸点低的温度下蒸馏。旋转蒸发仪除了具有使溶液沸点降低进行减压蒸馏的作用外，蒸馏烧瓶的旋转也加速了溶剂蒸发。在蒸馏过程中，蒸馏烧瓶置于水浴锅中加热，同时也做恒速旋转，瓶内溶液被不断地涂布在瓶壁上，使溶剂蒸发面积增大，蒸发速度增加。这种边蒸发边旋转的方式还可减少局部过热、溶剂暴沸等现象发生。

3. 旋转蒸发操作

旋转蒸发仪安装步骤如下：

（1）旋转蒸发仪是需要高真空度的蒸馏装置，转轴、冷凝水、循环水真空泵、溶剂回收瓶等部位一般是一次性安装好，不能经常拆卸，以免各部位连接不吻合，使真空度降低。使用时，只需将蒸馏烧瓶与转轴相连接即可。

（2）蒸馏烧瓶与转轴的连接方式如图 1-12 所示，中部是防暴沸的缓冲瓶，其接在蒸馏烧瓶与玻璃转轴之间，可避免蒸馏烧瓶中溶液暴沸之后直接进入冷凝管。

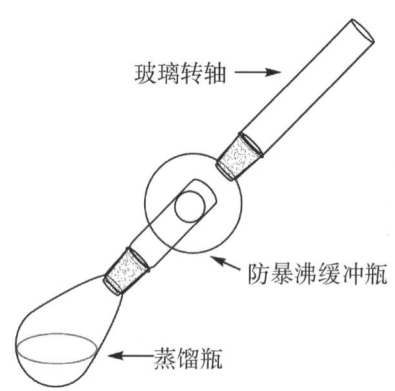

图 1-12 蒸馏烧瓶与转轴连接方式

操作要点如下：

（1）先将水注入水浴锅中，将水浴温度调至所需的温度，打开加热开关，使水浴升温。一般药用植物提取物浓缩使用的水浴温度控制在 50 ℃左右。

（2）将待浓缩溶液加入蒸馏瓶中，其加入量应不多于蒸馏瓶体积的 2/3，将蒸馏瓶、防暴沸缓冲瓶、玻璃转轴按图 1-12 的方式连接，卡上卡口。

（3）调整主机或水浴锅的高度，使蒸馏瓶达到合适位置，可被水浴加热。

（4）接通冷凝水，关闭接大气通路，开启循环水真空泵，使体系处于减压状态。

（5）打开调速开关（绿灯亮），转动蒸馏烧瓶，调节转速旋钮，使蒸馏烧瓶按所需的转速开始转动。当温度与真空度达到所要求的范围时，即能蒸发溶剂到接收瓶。

旋转蒸发仪可进行常压蒸馏，也可进行减压蒸馏。旋转蒸发实际上也是一种薄膜蒸发，随着蒸馏烧瓶的转动，旋转速度增加，溶剂蒸出速度相应增加。但是，要避免转速过大，以免发生危险。

蒸发结束时，应首先关闭调速开关，使蒸馏烧瓶停止转动，以防止蒸馏烧瓶在移动中脱落，接着打开冷凝器上方的放空阀通大气，然后关闭真空泵，最后取下蒸馏烧瓶，蒸发过程结束。要特别注意的是，玻璃部件应轻拿轻放，洗净烘干；水浴锅应先注水后通电，禁止无水干烧；需精确控制水温时，要用温度计直接测量水浴温度；工作结束后，要关闭电源开关，拔下电源插头。

十二、常见药用植物有效成分的溶剂提取方案

（一）醇溶剂体系提取及溶剂划分极性部位流程

醇溶剂体系提取及溶剂划分极性部位流程如图1-13所示。

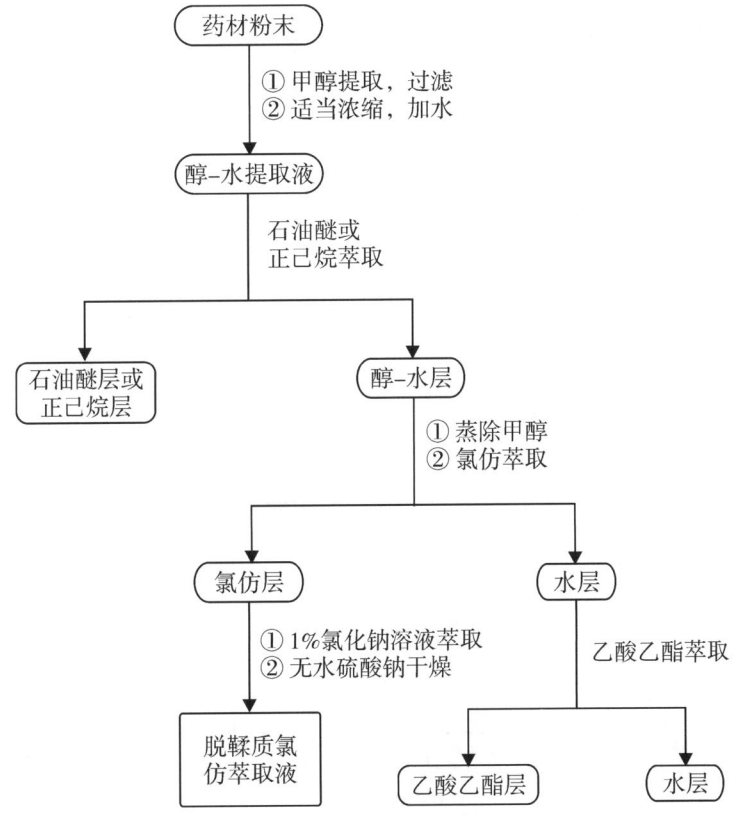

图1-13　醇溶剂体系提取及溶剂划分极性部位流程

对药用植物未知成分的提取，最常用的方法是选用大极性、对植物细胞渗透破坏性大、溶解性能极强的甲醇、乙醇或醇-水溶液作为提取溶剂，一次性将所有可溶性次级

代谢产物提取出来,再通过液-液萃取技术,利用溶剂极性不同初步将结构性质差异较大的化合物按极性大小分为不同部位;另外,可用1%氯化钠溶液对氯仿层进行脱鞣质。

(二) 石油醚脱脂及酸碱划分活性部位流程

石油醚脱脂及酸碱划分活性部位流程如图1-14所示。

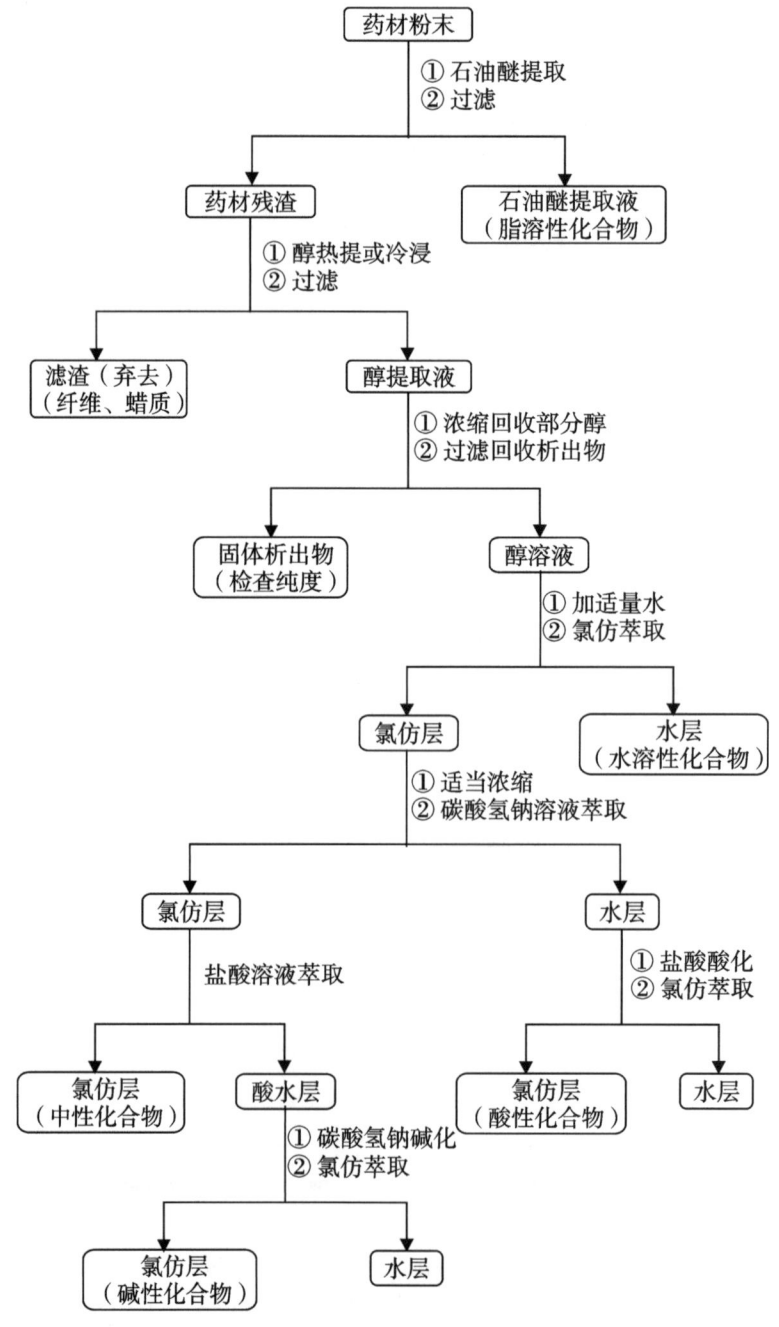

图1-14 石油醚脱脂及酸碱划分不同部位流程

若药用植物中存在大量低极性的脂肪酸、蜡质等成分,对后续活性筛选、单体化合物的分离都有较大影响,可在用甲醇、乙醇、醇-水溶液等提取前,先用小极性的石油醚除去这些低极性成分,再根据活性成分的酸碱性不同,利用酸碱萃取,从而将提取物划分成酸性化合物部位和碱性化合物部位。

(三) 生物碱提取流程

生物碱提取流程如图 1-15 所示。

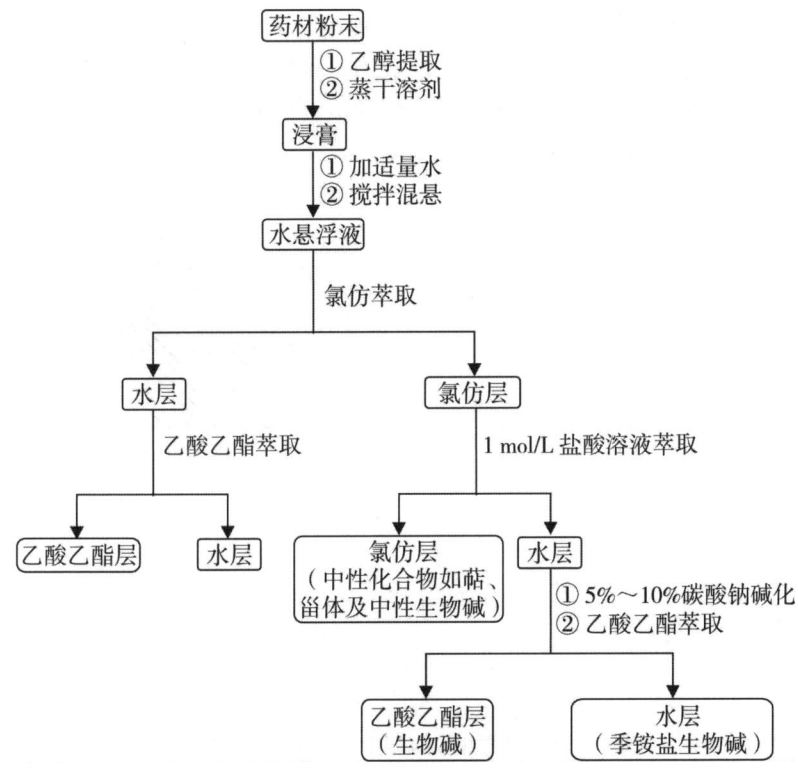

图 1-15 生物碱提取流程

第二节 超临界流体提取技术

超临界流体提取技术是利用超临界流体的溶解能力和穿透力,对药用植物有效成分进行提取的特殊提取技术。在超临界状态下,超临界流体极易穿透药用植物细胞壁,将其中有效成分溶解出,在减压、升温状态下,超临界流体变成气体,其中溶解的被提取物质完全或基本析出,从而达到与细胞组织、大分子化合物分离的目的。超临界二氧化碳（CO_2）流体是超临界流体提取技术中最常用的超临界流体。

一、超临界流体提取技术原理

（一）超临界流体定义

物质气-液两相能平衡存在的最高点，即气-液界面张力消失、两相平衡共存的极限点叫临界点，如图1-16所示。物质处在临界点时，两相不能区分，是均相的稳定态。临界点的温度和压力分别称为临界温度和临界压力，是物质的特性常数，随物质不同而不同，反映了物质被压缩液化的可能性。当一种物质所处的温度和压力略高于临界温度和临界压力，而接近临界点的状态时，则称该物质处于超临界状态。处于超临界状态的物质既不是液体，也不是气体，被称为超临界流体。

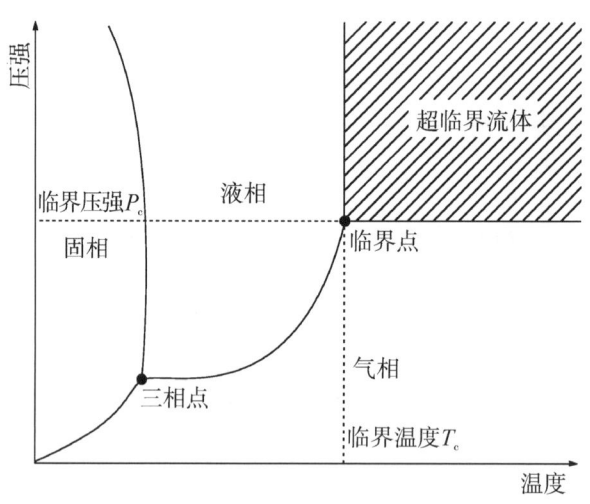

图1-16 物质相变过程中的温度-压力关系

（二）超临界流体的性质

超临界流体与气体、液体的性质比较见表1-4。超临界流体不是气体，因为它的密度比气体大数百倍；超临界流体也不是液体，因为它的黏度比液体小，扩散系数比液体大。超临界流体兼有液体密度高的性质，又有气体低黏度、扩散系数大的性质。

表1-4 气体、液体和超临界流体的性质比较

性质	气体（0.1 MPa/25 ℃）	液体（0.1 MPa/25 ℃）	超临界流体（P_c/T_c）
密度/(g·cm^{-3})	$(0.6\sim2.0)\times10^{-3}$	$0.6\sim1.6$	$0.4\sim0.9$
扩散系数/(cm^2·s^{-1})	$(1.0\sim4.0)\times10^{-3}$	$(1.2\sim2.0)\times10^{-5}$	$(1.0\sim1.1)\times10^{-3}$

续表 1-4

性质	气体（0.1 MPa/25 ℃）	液体（0.1 MPa/25 ℃）	超临界流体（P_c/T_c）
黏度/(g·cm^{-1}·s^{-1})	(1.0~3.0)×10^{-4}	(0.2~3.0)×10^{-2}	(3.0~9.0)×10^{-4}

（三）超临界流体的溶解特性

超临界流体对有机化合物有良好的溶解能力，其溶解能力大小既与自身密度有关，也与超临界流体的温度和压力有关。超临界流体的溶解度参数（δ）可通过 Gidding 表达式计算出：

$$\delta = 0.47\rho_r P_c^{\frac{1}{2}} \tag{1-11}$$

式中：ρ_r 为超临界流体对比密度；P_c 为超临界流体临界压力。

如图 1-17、图 1-18 所示，超临界流体的压力、密度增大，提取能力随之增强，溶解物质的能力也增强。图 1-17 显示了超临界流体的对比密度 $\rho_r(\rho/\rho_c)$ 随对比压力 $P_r(P/P_c)$ 的变化，T_r 是等对比温度线，当 $T_r>1$ 时，在临界点 C 附近，密度随压力升高急剧增大。图 1-18 展示了萘在超临界乙烯中的溶解度，乙烯的临界温度 $T_c=9.2$ ℃，临界压力 $P_c=5.04$ MPa，两条等温线分别是 12 ℃（$T_r=1.01$）和 35 ℃（$T_r=1.09$）。由图 1-18 可见，在 $P_r>1$ 时，萘在超临界乙烯中的摩尔分数随压力升高快速增加，至 $P_r>3$ 时摩尔分数可增加好几个数量级。

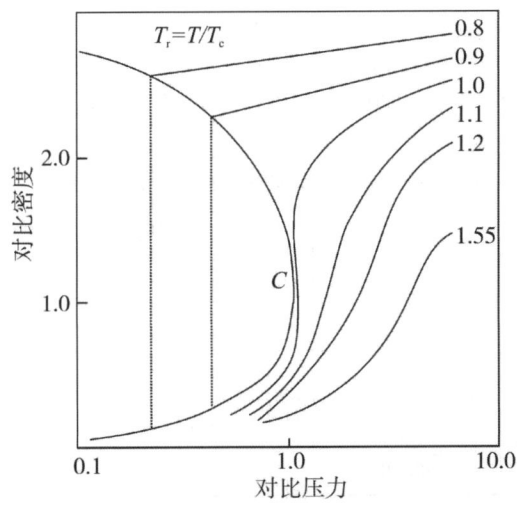

图 1-17　超临界流体的对比密度随对比压力的变化

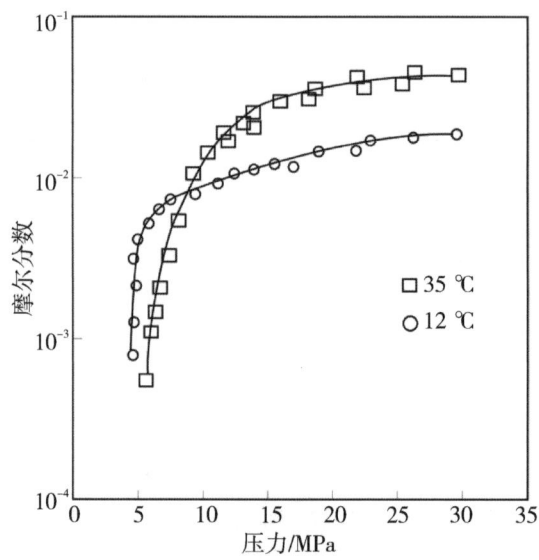

图 1-18 萘在超临界乙烯中的溶解度

超临界流体有液体溶解物质的能力，兼有气体低黏度、扩散系数大的性质，可以极方便地穿过植物细胞壁，将其中有效成分溶解出来。

（四）超临界 CO_2 流体提取技术

可用作超临界流体的溶剂有氨、二氧化碳、一氧化二氮、乙烯和苯等（表 1-5）。一氧化二氮、乙烯易爆炸，氨的临界温度高，具有腐蚀性，且对人体有害，苯具有毒性，只有二氧化碳具有比较适宜的临界条件，是目前最常用的超临界流体。

表 1-5 作为超临界流体的溶剂的物理常数

溶剂	沸点/℃	临界温度/℃	临界压力/MPa	溶解度参数/$(J·cm^{-3})^{1/2}$
氨	-33.3	132.3	11.5	13.2
二氧化碳	-78.0	31.3	7.4	10.7
一氧化二氮	-89.0	36.5	7.2	10.6
乙烯	-103.7	9.5	5.1	—
苯	79.8	288.9	4.9	8.7

基于 CO_2 具有适宜的临界条件（临界温度为 31.3 ℃，临界压力为 7.4 MPa）以及在室温下就可达到较大的溶解度参数 $[\delta = 10.7 \ (J·cm^{-3})^{\frac{1}{2}}]$，加上无溶剂残留、对人体无害、不燃烧、没有腐蚀性、价格便宜且易于处理等优势，CO_2 超临界流体提取技术已被广泛运用于制药、化工、食品、香料等行业。

1. 超临界 CO_2 流体溶解度参数性质

超临界 CO_2 流体溶解度参数随压力的变化如图 1-19 所示，δ 值可通过温度和压力的调节达到液态烷烃、芳烃、苯和甲苯的 δ 值范围 $[15\sim20\ (J\cdot cm^{-3})^{\frac{1}{2}}]$，但仍然远低于甲醇、乙醇、丙酮和甲酸等极性溶剂的 δ 值 $[27\sim47\ (J\cdot cm^{-3})^{\frac{1}{2}}]$。超临界 CO_2 流体对低分子量、低极性的脂肪酸、挥发油等亲脂化合物有很大的溶解度，几乎可以定量提取低分子量、易挥发、亲脂性化合物，但高分子量、大极性的活性成分则很难被提取。一般来说，超临界 CO_2 流体提取有如下规律：亲脂性、低沸点、分子量在 200～400 范围内的成分如挥发油、烃、酯、醚、环氧化合物等易于被提取，可在 10 MPa 的压力下被提取；被提取化合物含极性基团（如羟基、羧基等）越多，提取越难，大极性物质如糖、氨基酸等的提取压力则要在 40 MPa 以上；分子量大的化合物也很难被提取。

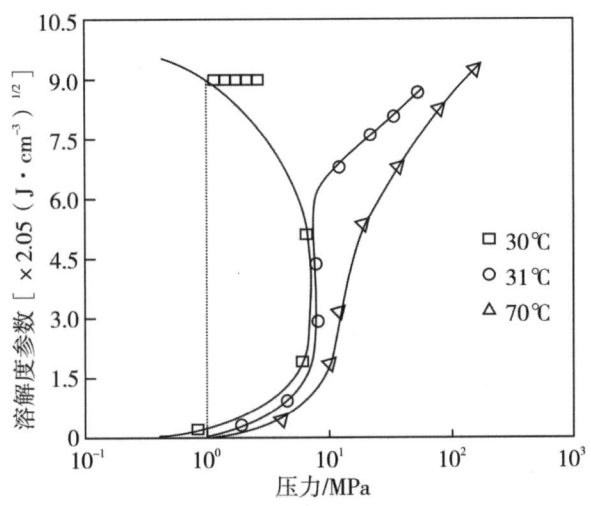

图 1-19 CO_2 的溶解度参数随压力的变化

2. 改性剂和混合溶剂的溶解度参数

超临界 CO_2 流体提取技术适用于提取药用植物中的小极性成分，当提取物分子结构含有亲电子基团或亲核基团时，则需要在超临界 CO_2 流体中加入相应的改性剂，来改变超临界 CO_2 流体的溶解性能。改性剂又称夹带剂或共溶剂。

改性剂的选择要考虑化合物的极性，通常选择分子结构中含有亲核基团或亲电子基团的极性化合物。此外，还要考虑混合溶剂的 δ，要求改性剂要能在超临界 CO_2 流体中溶解。根据相似相溶原理，$\delta_1-\delta_2$ 的差值小于 $3.5\ (J\cdot cm^{-3})^{\frac{1}{2}}$ 时，改性剂即可溶解在超临界 CO_2 流体中，如果差值大，则不能溶解。甲醇、乙醇和丙醇是 δ 值高于 CO_2 的极性溶剂，当它们作为改性剂加入 CO_2 中时，不仅能保持流体 δ 的连续可调，而且也提高了混合流体的 δ 值，是常用的改性剂。由于水与超临界 CO_2 流体的性质差异大，与超临界 CO_2 流体难混溶，因此中草药活性成分提取一般不能用水作为改性剂。

二、超临界 CO_2 流体提取技术操作

(一) 超临界 CO_2 流体提取流程

超临界 CO_2 流体提取流程简述如下:在萃取釜中加入粉碎好的植物药材,超临界 CO_2 流体通过萃取釜时将小极性的有效成分萃取出来;溶解了活性成分的超临界 CO_2 流体离开萃取釜后,经由减压阀节流膨胀,压力降低,在分离釜中,由于溶解能力减小,活性成分大量析出;CO_2 又经压缩机增压至超临界状态,重新进入萃取釜。此过程连续循环,直至有效成分被完全提出。

(二) 超临界萃取装置

1. 萃取釜

处于超临界状态的萃取剂在萃取釜中将活性组分从药材基质中溶解出来,随着流体的流动,活性组分与药材基质分开。萃取釜由耐压钢材制成,对于固态物料,其长径比为 1∶5~1∶4,对于液体形态物料,其长径比约为 1∶10;采用快开式结构,即卡箍式、齿啮式和剖分环式,密封圈密封。

2. 萃取剂供应系统

萃取剂供应系统由萃取剂储瓶、高压泵及其他附属装置如低温系统组成,其功能是将 CO_2 流体冷凝、升压,使其由常温常压状态转化为超临界流体。

3. 分离系统

分离系统由喷口及分离釜组成。萃取出来的溶质及超临界流体经喷口节流膨胀减压,升温转化为临界状态,进入分离器,这时溶质在 CO_2 中的溶解度降低而凝聚析出,汇集在分离器底部,CO_2 则从分离器顶端引出,被输送到 CO_2 储罐。

4. 计算机控制系统

操作过程中的温度、压力、流量等由计算机控制。

(三) 萃取方法

1. 等温法

超临界 CO_2 流体在萃取釜中与萃取原料充分接触,溶解了活性组分的流体混合物在分离釜中析出产品。整个过程温度基本不变,流体密度的变化由压力变化来实现。此方法易于操作,应用最为广泛,而且适用于对温度有严格限制的成分的萃取过程,但因萃取过程需不断进行加减压操作,能耗较高。

2. 等压法

利用超临界 CO_2 流体在临界压力以上的一定范围内溶解度随温度升高而降低的性质,在分离釜中将超临界 CO_2 流体萃取混合物加热升温,使溶质析出。此方法提取过程压力基本维持不变,气体压缩功耗较少,但需要加热蒸气和冷却水,且由于萃取物结构

不同,分离效果有较大差异。

3. 吸附法

利用活性炭等吸附剂,在分离釜中吸附溶解于超临界 CO_2 流体中的溶质分子,定期再生吸附剂,从而实现提取分离。此方法操作过程中体系的压力、温度变化都很小,但因所用吸附剂需解吸再生,不利于连续提取操作。

4. 操作要点

(1) 天然植物性固态物料,必须经过破碎、研磨、过筛等预处理,使其微粒化,增加比表面积以提高萃取过程的传质效率。

(2) 开启高压泵前要先开冷却水系统。

(3) 超临界 CO_2 流体萃取过程要求较高的操作压力,因此只有在确认萃取釜内压力为零时才能打开釜盖,以保证安全。

(4) 严禁超压运行。

第三节 水蒸气蒸馏提取技术

一、溶剂蒸馏原理

蒸馏是将液体物质加热到沸腾变为蒸气,又将蒸气冷却为液体这两个过程的联合操作。蒸馏是分离沸点不同的液体物质或将液体与不具有挥发性的固体物质分离的常用方法。

(一) 理想溶液混合物

将两种可以互溶的液体混合后,两种液体分子之间没有相互作用,则组成理想溶液。根据拉乌尔定律,在加热两种沸点不同的相互混溶的混合液体时,随着温度的升高,混合溶液产生的共同蒸气压也增加,溶液的总饱和蒸气压($P_总$)为各组成部分的饱和蒸气压与其摩尔分数乘积之和:

$$P_总 = P_1^0 X_1 + P_2^0 X_2 \tag{1-12}$$

式中:X_1、X_2 分别为混合溶液中的组成液体 1 和液体 2 的摩尔分数;P_1^0、P_2^0 分别为混合溶液中的组成液体 1 和液体 2 的饱和蒸气压。

混合溶液产生的总饱和蒸气压 $P_总$ 与各成分的摩尔分数有关。平衡时,蒸气组成与溶液组成不同,在蒸气中,低沸点的成分所占的比例较大,高沸点的成分所占的比例较小;溶液的组成则相反,低沸点的成分所占的比例较小,高沸点的成分所占的比例较大。当混合溶液的总饱和蒸气压等于大气压时,溶液开始沸腾,根据具体相图可知此时气液平衡两相组成情况。如图 1-20 所示,该相图是四氯化碳 - 甲苯混合溶液的沸点 - 组成曲线,其中 BP_C 是纯四氯化碳溶液的沸点(76.5 ℃),BP_T 是纯甲苯溶液的沸点

(110.6 ℃)；图中较低的一条曲线代表某一沸点时溶液中四氯化碳－甲苯的比例，较高的一条曲线代表在同一沸点下蒸气中四氯化碳－甲苯的比例。

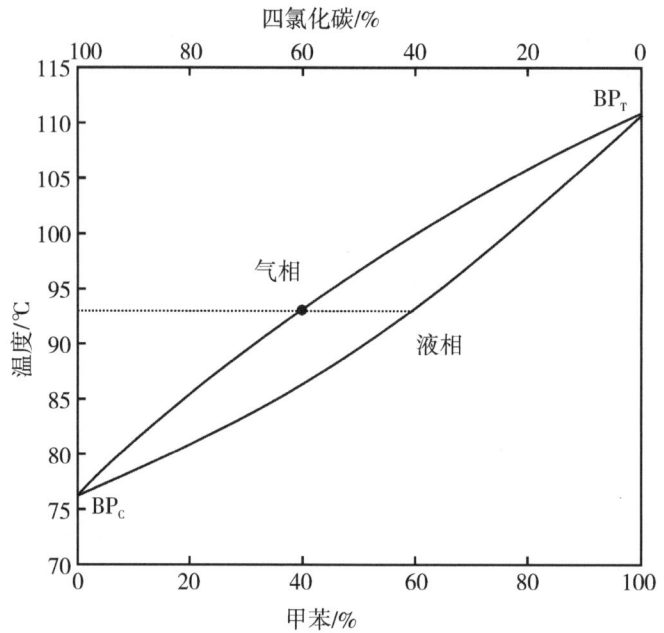

图1-20　四氯化碳－甲苯混合溶液沸点－组成曲线

从图1-20可知，利用蒸馏技术可以将混合理想溶液分离成两种组分的纯溶液。图1-20中虚线表示，由60%甲苯和40%四氯化碳组成的混合溶液的沸点是93 ℃，此时，蒸气中甲苯的浓度是40%，四氯化碳的浓度是60%。由于四氯化碳的沸点较低，在蒸气中所占的比例较高，在蒸馏过程中，可选择性地将四氯化碳从溶液中移去，随着溶液中四氯化碳浓度的减小，沸点逐渐升高至BP_T，溶液中甲苯浓度逐渐增加，直至变为100%。经反复多次蒸馏，可得到纯的甲苯和纯的四氯化碳。

（二）共沸点混合物

共沸点混合物是至少含有两种沸点不同的液体成分的混合物，其特点是，在共沸点混合物的温度－组成曲线图中，气液平衡曲线上有一个液相和气相的组成完全相等的点（即液相平衡曲线和气相平衡曲线的交点）。这一点的温度在某些共沸点混合物的温度－组成曲线图中是最低点，这种共沸点混合物叫最低共沸点混合物，如图1-21a所示。图1-21a是乙醇－水的温度－组成曲线，C_{min}点是最低共沸点，此点液相和气相的组成完全相同（乙醇95.6%，水4.4%），此最低共沸点温度为78.2 ℃，比纯乙醇沸点（78.5 ℃）和纯水的沸点（100 ℃）都低。在另一类共沸点混合物的温度－组成曲线图中，交点温度为液相平衡曲线和气相平衡曲线的最高点，这种共沸点混合物称最高共沸点混合物，如图1-21b所示。图1-21b是甲酸－水的温度－组成曲线，C_{max}点是最高共沸点，此点液相和气相的组成完全相同（甲酸22.6%，水77.4%），此最高共沸点温度为107.2℃，比纯甲酸沸点（100.8℃）和纯水的沸点（100℃）都高。

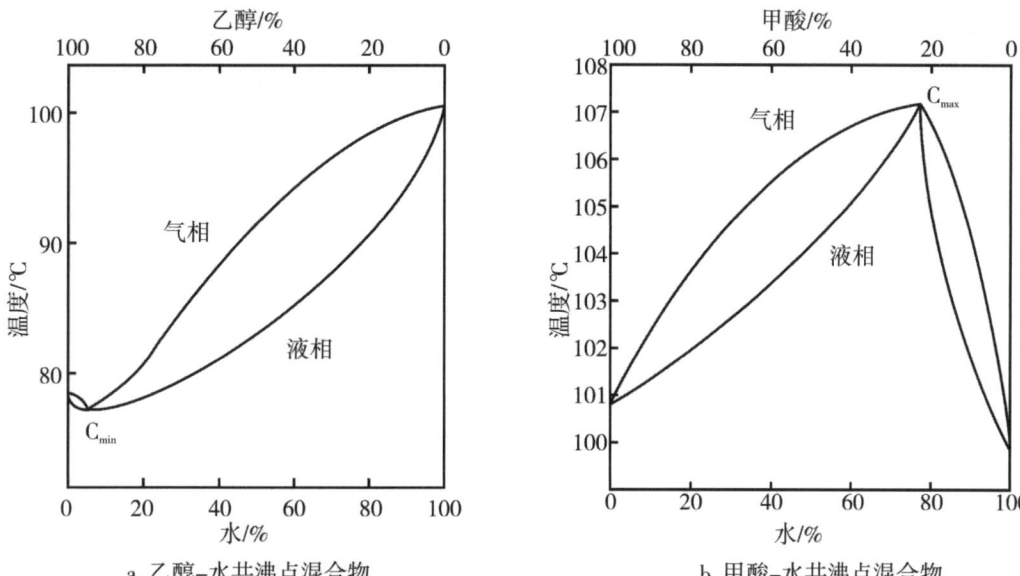

a. 乙醇-水共沸点混合物　　　b. 甲酸-水共沸点混合物

图1-21　共沸点混合物温度-组成曲线

从图1-21可见，采用蒸馏技术，只能将有共沸点的混合物分离成共沸点混合物和某种纯溶液，而不能分离成组成混合物的两种纯溶液。如图1-21a所示，当乙醇和水的组成位于C_{min}点左边时，通过蒸馏只能得到纯乙醇溶液和共沸点混合物；当乙醇和水的组成位于C_{min}点的右边时，通过蒸馏只能得到纯水溶液和共沸点混合物。同样，如图1-21b所示，当甲酸和水的组成位于C_{max}点的左边时，通过蒸馏只能得到纯甲酸溶液和共沸点混合物；当甲酸和水的组成位于C_{max}点的右边时，通过蒸馏只能得到纯水溶液和共沸点混合物。

（三）分馏原理

应用分馏柱将几种沸点相近的混合物进行分离的方法称为分馏。分馏的基本原理与蒸馏类似，区别在于分馏装置上增加了一根分馏柱，这样使蒸馏过程中的蒸发和冷凝过程由一次改为多次。简单地说，分馏等同于多次蒸馏。实验室常用的分馏柱是一根柱身有一定形状或内部装有填料的玻璃管，其作用是增大液相和气相的接触面积，提高冷凝和热交换效率。

当热的混合物蒸气进入分馏柱时，遇冷会冷凝，而沸点较高的组分易被冷凝，所以冷凝液中含有较多高沸点物质，蒸气中低沸点成分相对增多。冷凝液向下流动时与上升的热蒸气接触，二者之间进行热量交换，上升的蒸气中高沸点的物质被冷凝，低沸点的物质仍呈蒸气状上升。在冷凝液中，低沸点物质受上升蒸气的加热后气化，高沸点的物质仍呈液态。如此经过多次液相-气相热交换，低沸点物质在沿冷凝柱上升的过程中不断被富集，最后以较高的浓度甚至纯溶液的状态被蒸馏出来，高沸点的物质则不断被冷凝流回加热容器中,从而将沸点不同的物质分离。在分馏时,分馏柱内不同高度段的组成是不同的,相距越远,组分的差别越大,在分馏柱处于动态平衡情况下,沿分馏柱存在着组分梯度。混合溶液在分馏柱中的气-液平衡情况如图1-22所示:由A和B两种物质组成的混合溶液,组成为C_1,沸点为T_{C_1},进入分馏柱的初始温度为T_{C_1};在分馏柱内冷凝时,冷凝液的组成为C_2,沸点为T_{C_2},C_2中低沸点的成分增加,T_{C_2}要比T_{C_1}低,此时,C_2可产生组成为C_3的蒸气,在T_{C_3}温度下冷凝得到组成为C_4的溶液,如此类推直至得到纯溶液。这样,只要分馏柱足够长,就可将混合溶液完全彻底分离。

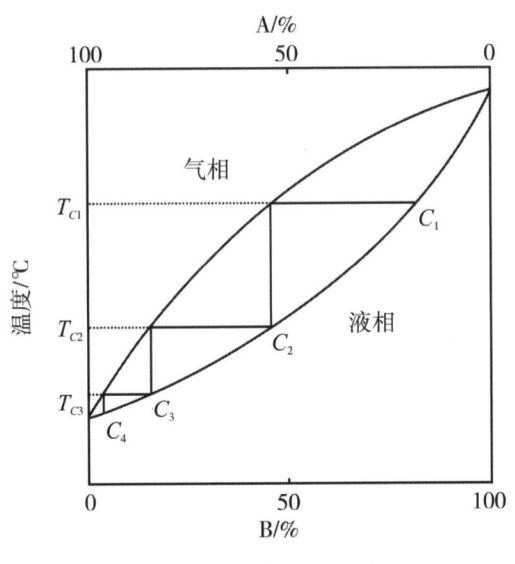

图1-22 分馏原理示意

蒸馏和分馏的基本原理是一样的,都是利用液体的沸点不同,在蒸馏过程中低沸点组分先蒸出,高沸点组分后蒸出,从而达到分离提纯的目的。不同的是,分馏借助于分馏柱使一系列的蒸馏得以一次完成(分馏即多次蒸馏)。蒸馏时,混合液体中各组分的沸点要相差30 ℃以上,才可以分离,而要彻底分离,混合液体中各组分的沸点要相差110 ℃以上。分馏却可使沸点相近的混合溶液(甚至沸点仅相差1~2 ℃)得到分离。分馏的方法在工业和实验室中被广泛用作溶剂的精制手段,其中最精密的分馏设备能将沸点相差1~2 ℃的混合溶液分离。

二、溶剂蒸馏及分馏技术

(一)溶剂蒸馏技术

1. 蒸馏装置

常压蒸馏装置如图1-23所示,主要包括蒸馏瓶、凯氏蒸馏头、温度计、冷凝管、弯形接液管、接收瓶、加热装置等。冷凝管的类型应根据所蒸馏液体的沸点来定,一般采用直形水冷凝管,如果蒸馏液的沸点高于130 ℃,应改用空气冷凝管(如果用水冷凝管则会使冷凝管因温度骤降而破裂）。蒸馏时，一般采用将蒸馏瓶放在一个加热装置上用间接加热的方式加热。加热装置的选择也要根据蒸馏液体的沸点来定。蒸馏沸点在 80 ℃以下的液体可用水浴加热；蒸馏沸点在 80～180 ℃的液体要使用油浴加热（例如，作为传热介质，甘油可加热到 140～150 ℃，植物油可加热到 220 ℃，石蜡可加热到 200 ℃）；蒸馏沸点高于 180 ℃的液体，可用沙浴，也可用电热板或电热套加热。蒸馏易燃的液体，严禁使用明火加热。

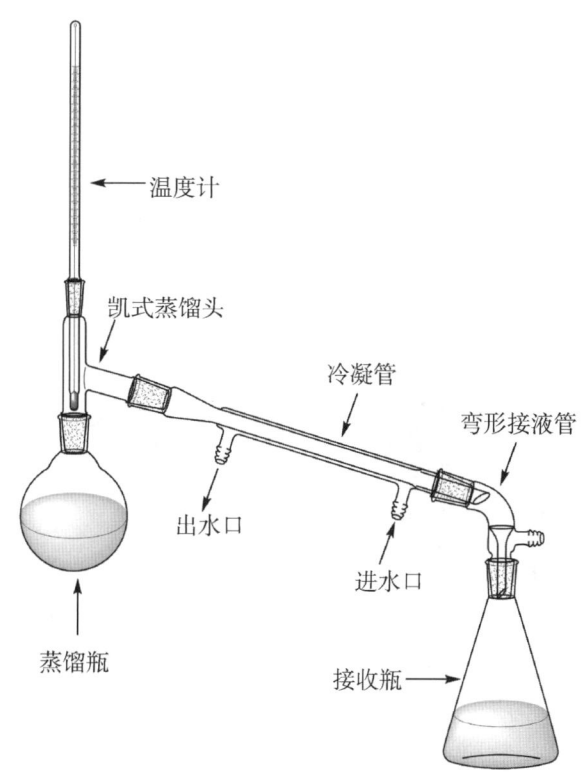

图 1-23　常压蒸馏装置

2. 蒸馏装置安装要点

蒸馏装置的安装顺序应自下而上，温度计水银球上端要与凯氏蒸馏头侧管底边在同一水平线上，冷凝水的导入要采用下入上出的方式，整个蒸馏装置要保持与大气接通，严禁密闭。蒸馏易挥发或易燃液体时，须在弯形接液管上连接一个橡皮管通入安全瓶；蒸馏有刺激性或特殊气味的液体时，应在通风橱中进行，或将橡皮管置于吸收液中。

3. 蒸馏操作要点

待蒸馏液体可用玻璃漏斗引入蒸馏瓶中，液体加入量不能超过蒸馏瓶体积的 2/3，如果加入液体太多，液体沸腾时可能会从支管冲出。为了防止液体暴沸，加热前应在蒸馏液中加入少量助沸物（如洁净干燥的瓷片或一端封闭的毛细管等），以保证沸腾平稳；切忌在蒸馏过程中加入助沸物，否则会因突然放出大量蒸气导致大部分高温液体从蒸馏瓶中喷出，造成危险。蒸馏液冷却后再蒸馏时，助沸物会失效，应重新加入助沸物。蒸馏过程中应控制热源,加热速度不要太快,以冷凝液连续一滴一滴地流入接收瓶内为宜。

(二) 溶剂分馏技术

1. 分馏装置

实验室常用的简单分馏装置如图 1-24 所示,包括蒸馏瓶、分馏柱、温度计、凯式蒸馏头、冷凝管、弯形接液管、接收瓶和热源等。

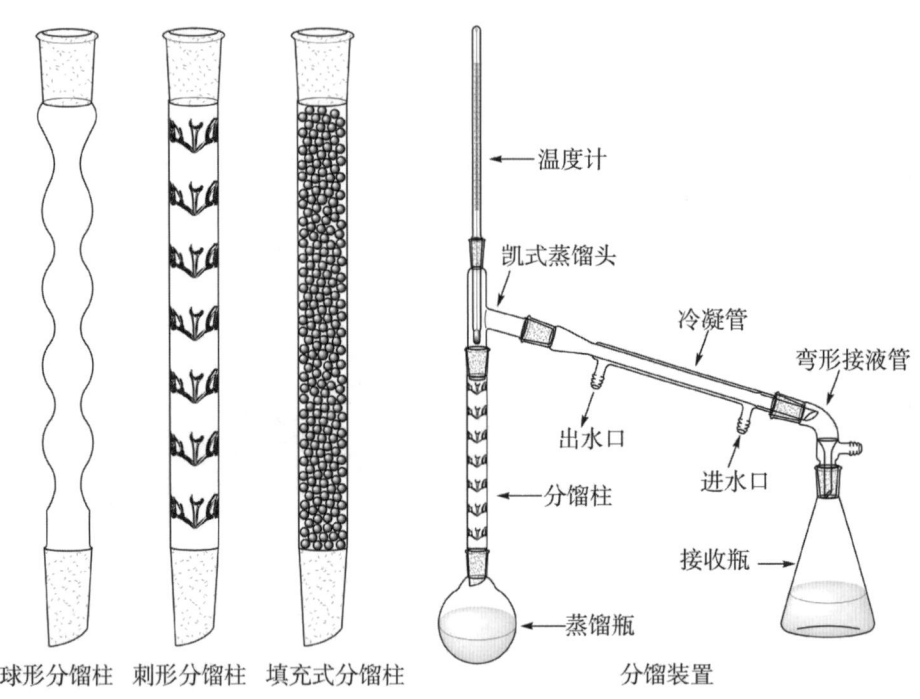

图 1-24 分馏柱与分馏装置

简单分馏所用的分馏柱种类较多,常用的有球形分馏柱、刺形分馏柱(又称韦氏分馏柱)和填充式分馏柱,见图 1-24。填充式分馏柱是在柱内填上各种材料,如玻璃珠、玻璃管、陶瓷或各种形状的金属片或金属丝等,以增加气-液接触表面积。其分馏效率较高,适合于分离一些沸点差值较小的混合液体。韦氏分馏柱是在冷凝管中垂直烧一些玻璃刺钉,以增加气-液接触表面积。其优点是结构简单,较填充式分馏柱黏附的液体少,缺点是分馏效率较低,同样长度的韦氏分馏柱比填充式分馏柱分馏效率低,适合于分离少量且沸点差值较大的混合液体。若要分离沸点很接近的混合液体,必须使用精密分馏装置。

分馏柱分馏效率常用理论塔板数和理论塔板等效高度来衡量。一个理论塔板相当于一次简单的蒸馏。理论塔板等效高度 = 分馏柱高度 / 理论塔板数。分馏柱的理论塔板数越多,分馏效果越好。分馏柱高度越高,分馏效果越好。但具有同样分馏能力的分馏柱,其长度不一定相等。分馏柱的理论塔板等效高度越低,其单位长度的分馏效率越高。

2. 分馏装置安装要点

分馏装置的安装顺序应自下而上，温度计水银球上端要与凯氏蒸馏头侧管底边在同一水平线上，冷凝水的导入要采用下入上出的方式，整个分馏装置保持与大气接通，严禁密闭。拆卸仪器顺序则与安装顺序相反。

3. 分馏操作要点

操作时，一般选用韦氏分馏柱。先将待分馏的混合物加入圆底烧瓶中，并加入助沸物（如沸石）。然后，选用合适的热源加热，使蒸气慢慢升入分馏柱，待蒸气到达柱顶后，温度计读数开始快速上升，当有液滴滴下时，调节热源温度使蒸出液体的速度控制在1～2滴/秒（1 mL/min）为宜，这样可以实现比较好的分馏效果。待低沸点组分蒸完后，再渐渐升高温度，收集其他温度区间的馏分。

回流比是指在单位时间内由柱顶冷凝返回蒸馏瓶中液体的量与蒸出液体量之比，回流比越高，分馏效果越好。回流比一般通过控制加热温度来控制，通常为1∶10～1∶20。在分馏操作中，一定要控制好加热温度，如果沸腾速度太快，冷凝的液体受到上升气流的冲击会在柱内聚集，造成液泛，破坏已经建立的平衡，影响分馏效果。如果维持原加热温度，不再有液体馏出，温度突然下降时，应停止分馏。进行分馏操作时，切忌蒸干蒸馏瓶中的液体，即使杂质很少也不能蒸干，特别是蒸馏低沸点液体时更要注意，否则易发生意外事故。

三、水蒸气蒸馏提取技术原理

（一）水蒸气蒸馏提取技术的研究对象

水蒸气蒸馏提取技术适用的提取对象是药用植物中的挥发性成分，即挥发油，其通常由单萜和倍半萜及其衍生物、小分子的脂肪族和芳香族等化合物组成。挥发油是有芳香性气味的液体，其与水不互溶。挥发油在化学工业、食品工业及医药工业中有广泛的用途，如可作为香味剂和药物合成的中间体。另外，许多健胃药、伤科用药、抗菌药等也都含有挥发性成分。

（二）水蒸气蒸馏原理

在两种互不相溶的液体组成的混合溶液中，溶液的总蒸气压遵循道尔顿分压定律。即混合溶液的总蒸气压（$P_{总}$）为各组成溶液的饱和蒸气压之和，与溶液中各组成溶液的摩尔分数无关：

$$P_{总} = P_1^0 + P_2^0 \tag{1-13}$$

式中：P_1^0、P_2^0分别为混合溶液中组成液体1和液体2的饱和蒸气压。

与纯溶液的蒸馏相似，当互不相溶的液体组成的混合溶液总蒸气压等于大气压时，混合溶液开始沸腾，这种蒸馏叫共蒸馏。例如，苯胺的沸点为184 ℃，纯水的沸点为100 ℃，将苯胺和水混合后可组成互不相溶的两相溶液，当温度为98 ℃时，苯胺的饱和蒸气压为 7.07 kPa，水的饱和蒸气压为 94.30 kPa，这一两相溶液的总蒸气压为 101.37 kPa，与大气压相等。因此，由苯胺和水混合后组成的互不相溶两相溶液在98 ℃温度下沸腾，两相溶液的沸点远远低于苯胺的沸点，也比纯水的沸点低。通过共沸腾，可使高沸点的液体在比其沸点低得多的温度下与不具挥发性的物质分开。

在互不相溶的两相溶液中，当其中一种溶液为水时，这种蒸馏叫水蒸气蒸馏。水蒸气蒸馏技术常用于使药用植物中挥发性成分与非挥发性的成分分离而不需要升高蒸馏温度。这种技术在工业上常用于植物挥发油的规模化制备。

四、水蒸气蒸馏提取技术

（一）实验装置

水蒸气蒸馏提取技术的装置主要包括圆底烧瓶、凯氏蒸馏头、温度计、冷凝管、弯形接液管、接收瓶、加热装置等，如图 1 - 23 所示。

（二）药材前处理

由于药用植物挥发性成分极易损失，开展挥发性成分研究的药用植物要避免长期储存，以免因储存时间过长而造成有效成分的丢失。进行挥发性成分提取前，要将药材适当粉碎以增加提取效率，一般用剪刀将药材剪碎。另外，也可采用匀浆机粉碎药材，在匀浆机中加入一定量的水后研磨药材，利用水对挥发性成分的稀释，减少挥发性成分的损失。采用研磨机粉碎药材时，因为此过程中伴随着大量的热产生，会造成药用植物中挥发性成分损失，所以要避免用研磨机粉碎药材。

（三）水蒸气蒸馏实验操作

将药材粉置入蒸馏瓶中，加入适量的水，按正确方式连接装置 [蒸馏装置安装要点详见本节"二、（一）溶剂蒸馏技术"相关内容]，按下入上出的方式连接冷凝水，开启加热装置加热水溶液至沸腾，药用植物中的挥发性成分和水蒸气一起形成蒸气馏出；冷凝蒸气，馏出物中挥发性成分与水在接收瓶内形成互不相溶的两相，分出水层，即可得到药用植物中的挥发油。

水蒸气蒸馏提取挥发油的过程中溶液保持微沸状态，流出液流速为每秒 1 滴即可，不必剧烈加热溶液。整个加热蒸馏时间通常需 2～3 h 或更长。

当挥发性成分在水中溶解度较小且在药材中含量较高时，馏出液在接收瓶中可分成互不相溶的水相和有机相两相，小心地除去水层，即可得到药材中挥发性成分提取物。当挥发性成分在水中的溶解度较大或在药材中含量较低时，可用盐析法使挥发性成分从水中析出；或将馏出液冷却后，用低沸点的有机溶剂如乙醚、二氯甲烷等萃取，常压下回收有机溶剂后即可得到挥发性成分。

第二章 天然药物有效成分分离和分析技术

第一节 色谱技术基本理论

一、色谱分离原理

（一）色谱研究目的

天然药物有效成分提取物（浸膏）是含有各种不同结构化合物的混合物。在天然药物化学研究中，常需要用色谱技术解决两个问题：①天然药物有效成分的分离，即将提取物中某一种化合物分离出来，获得一定量的纯化合物，并研究其分子结构，开展其药理活性研究。②天然药物有效成分类型判断，在此类研究中，不需要获得单体化合物，只需要知道在提取物中是否含有某类结构的化合物（定性分析），或者含有多少该类结构化合物（定量分析）。解决这两个问题所使用的色谱技术的原理是完全相同的，都是基于色谱技术对结构不同的化合物进行分离。

（二）色谱分离原理

色谱技术分离原理是利用结构不同的化合物在两个不同的相之间进行传质运动时的动力学平衡常数不同而将其分离。色谱技术的基本组成是两个互不相溶的相，一个是固定相，即以某种方式固定不动的相；另一个是流动相，流动相在某种驱使力下做穿过固定相的运动。待分离的化合物被流动相携带着随流动相一起做穿过固定相的运动，在这一过程中，化合物分子多次在两相之间进行传质运动，也就是说，化合物分子随流动相一起做穿过固定相的运动的同时，还要进行循环往复的传质运动，即从流动相到固定相，又从固定相到流动相，再从流动相到固定相。结构不同的化合物与固定相、流动相之间的相互作用力不同，达到动态平衡时平衡常数（K_d）也不同。平衡常数计算公式如下：

$$K_d = \frac{C_s}{C_m} \qquad (2-1)$$

式中：K_d 为化合物在流动相、固定相之间达到传质平衡时的动态平衡常数；C_s 为化合物在固定相中的浓度；C_m 为化合物在流动相中的浓度。

K_d 由化合物结构、化合物与两相相互作用的性质所决定。若化合物与固定相作用力大、被固定相滞留量大，则 K_d 值较大。K_d 也代表了化合物随流动相前进的速度，与固定相作用力大、被固定相滞留量大的化合物，K_d 值较大，随流动相前进的速度必然小。在提取物中，有许多结构不同的化合物，结构的差别导致 K_d 不同，在色谱分离过程中随流动相前进的速度就不同，在固定相上的分布位置也不同。不易被固定相滞留的化合物分布位置较前，易被固定相滞留的化合物分布位置较后，收集不同时间段流出的流动相，可得到被分开或相对被分开的化合物。

（三）色谱技术分类

根据流动相物态、固定相附着方式、分离机理、两相极性等不同，色谱技术可分为如下几类：

（1）根据流动相的物态，色谱技术可分为：①气相色谱，气体作流动相；②液相色谱，液体作流动相。

（2）按固定相附着方式，色谱技术可分为：①柱色谱，固定相固定在圆柱管中；②薄层色谱，固定相涂敷在玻璃或金属板上。

（3）根据分离机理，色谱技术可分为：①分配色谱，样品组分与两相作用力是分配力，因分配系数不同而分离；②吸附色谱，样品组分吸附在固定相表面，因吸附力不同而分离；③体积排阻色谱，利用固定相孔径不同，把样品组分按化合物分子大小分开；④离子交换色谱，不同离子与固定相上相反电荷间的作用力大小不同而分离。

（4）根据两相极性，色谱技术可分为：①反相色谱，流动相极性大于固定相极性；②正相色谱，流动相极性小于固定相极性。

二、色谱技术相关术语

（一）色谱流出曲线

色谱过程中，检测信号随时间变化的曲线，称为色谱流出曲线，又称为色谱峰，如图 2-1 所示。

（二）基线

在操作条件稳定后，没有样品通过时，检测器所反映的流动相响应信号 - 时间曲线，称为基线。稳定的基线应是一条水平直线。

（三）基线噪声

基线噪声是由各种因素所引起的基线波动。

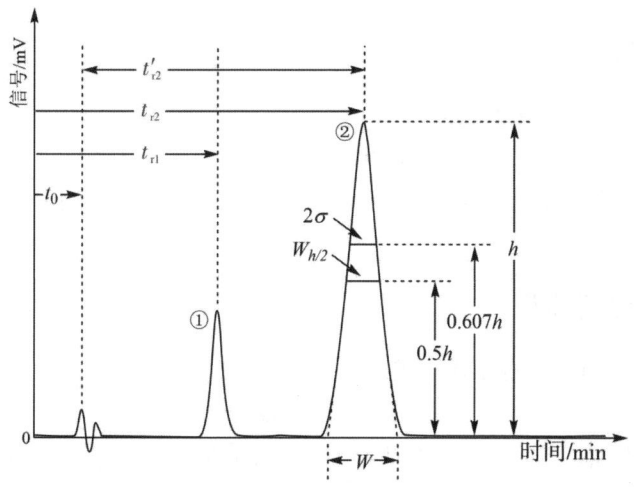

图 2-1 色谱流出曲线

（四）死时间

死时间（t_0）是指不被固定相吸附或溶解的组分（如空气等）从进样到出现峰极大值所对应的时间。死时间计算公式为：

$$t_0 = L / F_0 \quad (2-2)$$

式中：L 为色谱柱长；F_0 为流动相流速（mL/min）。

（五）保留时间

保留时间（t_r）是指目标组分从进样到出现浓度最大值时（色谱峰顶点）所需的时间，为目标组分在两相中滞留时间的和，与固定相性质、流动相性质、固定相的量、柱温、流速等有关。如图 2-1 所示，目标组分 1 和 2 的保留时间分别为 t_{r1} 和 t_{r2}。

（六）调整保留时间

调整保留时间（t'_r）是指目标组分扣除死时间后的保留时间，表示组分因溶解或吸附于固定相后，比非滞留组分在柱中多停留的时间。在图 2-1 中，目标组分 2 的调整保留时间 $t'_{r2} = t_{r2} - t_0$。

（七）死体积

死体积（V_m）的计算公式如下：

$$V_m = t_0 F_0 \quad (2-3)$$

式中：t_0 为死时间；F_0 为流动相流速（mL/min）；V_m 为柱空间、固定相间隙、检测器内腔空间的总和。

(八) 保留体积

保留体积（V_r）的计算公式如下：

$$V_r = t_r F_0 \qquad (2-4)$$

式中：t_r 为保留时间；F_0 为流动相流速（mL/min）；V_r 为目标组分从进样到出现浓度最大值时所通过的流动相体积。

(九) 调整保留体积

调整保留体积（V'_r）的计算公式如下：

$$V'_r = V_r - V_m = t'_r F_0 \qquad (2-5)$$

式中：t'_r 为调整保留时间；F_0 为流动相流速（mL/min）；V'_r 为扣除死体积后的保留体积。

(十) 容量因子

容量因子（K'）定义为目标组分在固定相上质量 n_s 与流动相上质量 n_m（重量、摩尔数）之比，即 $K' = n_s/n_m$。容量因子又称为保留因子或分配比，是目标分子的特性常数：

$$K' = \frac{t_r - t_0}{t_0} = \frac{V_r - V_m}{V_m} \qquad (2-6)$$

$$t_r = \frac{L}{F_0(1 + K')} \qquad (2-7)$$

式中：t_r 为保留时间；t_0 为死时间；V_m 为死体积；V_r 为保留体积；L 为柱长；F_0 为流动相速度。K' 是衡量色谱柱对目标组分保留能力的重要参数。

(十一) 相对保留值

相对保留值（γ_{21}）为目标组分 2 和目标组分 1 的调整保留值 t'_r 之比：

$$\gamma_{21} = \frac{t'_{r2}}{t'_{r1}} = \frac{V'_{r2}}{V'_{r1}} \qquad (2-8)$$

γ_{21} 又叫选择性因子 α，反映了色谱柱对目标组分 1 和目标组分 2 的选择性，即分子间相互作用力的差异。

(十二) 色谱峰高

色谱峰高为色谱峰顶与基线之间的垂直距离。在图 2-1 中，色谱峰高为 h。

(十三) 色谱区域宽度

色谱区域宽度有以下三种表示方法：

（1）标准偏差：在图 2-1 中，标准偏差为 σ。标准偏差为 0.607 倍峰高处色谱峰宽度的一半，表示组分被带出色谱柱的分散程度。σ 越大，组分流出越分散，柱效越差；σ 越小，柱效越高。

（2）半峰宽：在图 2-1 中，半峰宽为 $W_{h/2}$。半峰宽是指峰高一半处色谱峰宽度，它与标准偏差的关系为：

$$W_{h/2} = 2\sigma\sqrt{2\ln 2} = 2.354\sigma \qquad (2-9)$$

（3）峰宽：在图 2-1 中，峰宽为 W。峰宽是色谱峰两侧拐点切线与基线交点之间的距离，它与标准偏差的关系为：

$$W = 4\sigma = 1.699 W_{h/2} \qquad (2-10)$$

三、色谱技术基本理论

（一）塔板理论

理论板数（n）是评价色谱柱柱效的指标，理论板数（有效板数）越大，柱效越高，组分越易分离。理论板数的计算公式如下：

$$n = 5.54\left(\frac{t_r}{W_{h/2}}\right)^2 \qquad (2-11)$$

$$n_{\text{eff}} = 16\left(\frac{t'_r}{W}\right)^2 \qquad (2-12)$$

式中：t_r 为保留时间；W 为峰宽；$W_{h/2}$ 为半峰宽；n_{eff} 为有效理论板数。

理论板高（H）也是评价色谱柱柱效的指标，板高越小，柱效越高，组分分离效果越好。其计算公式如下：

$$H = \frac{L}{n} = \frac{L}{\frac{L^2}{\sigma^2}} = \frac{\sigma^2}{L} \qquad (2-13)$$

式中：L 为色谱柱长度；n 为理论板数；σ 为标准偏差。

（二）分离度

分离度（R_s）表示相邻组分在柱中分开的程度。其计算公式如下：

$$R_s = \frac{2(t_{r2} - t_{r1})}{W_1 + W_2} \qquad (2-14)$$

式中：t_{r1} 和 t_{r2} 分别为目标组分 1 和目标组分 2 的保留时间；W_1 和 W_2 分别为目标组分 1 和目标组分 2 的峰宽。

（三）范第姆特方程

范第姆特方程探讨了流动相流速对柱效的影响，推出理论塔板高度（H）影响因素关系式如下：

$$H = 2\lambda d_p + 2rD_m + 0.01\frac{K'^2}{(1+K')^2}\frac{d_p^2}{D_m}u + \frac{2}{3}\frac{K'}{(1+K')^2}\frac{d_f^2}{D_s}u \qquad (2-15)$$

式中：λ 为填充不规则因子；d_p 为固定相颗粒直径；r 为弯曲因子，表示固定相几何形状对自由分子扩散的阻碍情况；D_m 为组分在流动相中的扩散系数；D_s 为组分在固定相中的扩散系数；K' 为容量因子；d_f 为固定液液膜厚度；u 为流动相线速度。

范第姆特方程反映了流动相性质、流速、粒度大小及分布、色谱柱填充好坏、固定相性质、用量等因素对柱效的影响，式（2-15）中第一项称涡流扩散项，第二项称分子扩散项，第三项称液相传质项，第四项称气相传质项。

四、色谱技术分离条件优化原理

（一）色谱分离度方程

天然药物提取物若含多种结构相近的同类衍生物，其分离纯化极为困难，因此，探讨色谱分离的影响因素，可以减小色谱技术在天然药物分离纯化运用中的盲目性。色谱技术中，两个组分分离的好坏程度用分离度（R_s）来定量描述：

$$R_s = \frac{\sqrt{n}}{4} \cdot \left(\frac{\alpha - 1}{\alpha}\right)\left(\frac{K'}{1 + K'}\right) \qquad (2-16)$$

式中：n 为理论板数；α 为相对保留值；K' 为容量因子。

从式（2-16）可见，两个组分分离的好坏程度由色谱柱的柱效、固定相的性质、流动相的性质三个因素决定。

（二）提高柱效提高色谱分离度

从色谱分离度方程可知，分离度与塔板数的平方根成正比，故提高柱效是提高色谱分离度的一个途径。适当增加柱长，可增加柱效，使难分离组分的分离度增加。但是，柱长增加，柱压力增大，分离所需的时间也随之增加，峰宽也随保留时间的延长而增加。

提高柱效的另一个途径是减小色谱柱中装填固定相的粒度即颗粒直径（d_p）。固定相的粒度越小，固定相的表面积越大，可加速待分离成分在固定相和流动相之间的传质平衡，色谱柱的柱效也越高，理论塔板高度越小，难分离化合物的分离度越高。色谱固定相的粒度是对色谱柱性能产生影响的最重要因素。

（三）改变流动相或固定相性质提高色谱分离度

由色谱分离度方程可知，除柱效可影响色谱技术的分离度外，相对保留值（α）、容量因子（K'）也会影响色谱分离度。α 和 K' 由被分离物质、固定相、流动相这三大要素之间的物理作用力（离子之间静电引力、偶极-偶极作用力、范德华力、氢键等）决定，因此，改变被分离物质、固定相、流动相的性质都可以改变这三者之间作用力的平衡位置，使 α 和 K' 改变，从而改变色谱分离度。

选用合适的色谱固定相，可改变 α 和 K'，使难分离的成分得到较好的分离。

改变流动相性质，如通过调节流动相的溶剂组成，增加流动相极性或减少流动相极性，可改变 K' 和 α，从而改变分离度。例如，用水 – 有机溶剂混合体系作色谱流动相时，流动相中有机溶剂的含量每增加 10%，K' 增加 2~3 倍。此外，改变流动相的酸碱性，如在流动相中添加少量的酸或碱（如添加氨水），可抑制羧基的离解，或改变固定相的吸附性质，可改变待分离组分的 α 和 K'，从而改变分离度。

改变流动相性质是天然药物化学实验中优化色谱分离条件、获得较好分离效果最常用的手段。

五、色谱技术定性分析天然药物活性成分

（一）色谱技术定性鉴定原理

色谱定性分析的目的是确定各色谱峰所代表的化合物。在一定的色谱条件下，保留值是物质的特性常数，测量化合物的保留值可进行定性鉴定。

但是，保留值并非专属，不同物质在同一色谱条件下，可能具有相似或相同的保留值；同一组分在不同的色谱条件、不同色谱柱上，保留值可能相差很大；若存在不稳定的因素，同一组分即便在相同的操作条件下，保留值也可能有很大差别。

（二）色谱技术定性鉴定方法

利用标准样品进行未知化合物定性分析是最常用的液相色谱定性鉴定方法，该方法是基于同一物质在一定的色谱条件下具有相同的保留值。在同一色谱条件下，如果被测化合物与标准样品的保留值一致，可以初步认为被测化合物与标准样品为同一化合物。若流动相组成经多次改变后，被测化合物的保留值仍与标准样品的保留值一致，就能进一步证实被测化合物与标准样品为同一化合物。

另一定性鉴定方法是标准加入法。色谱峰形也是定性鉴定必须考虑的因素，如果目标化合物与标准样品有相同的保留时间，但峰形不同，仍不能肯定二者是同一种物质，此时，可采用标准加入法，即将试样与标准样品混合后一起进行色谱分析，若结果是色谱峰增高而半峰宽并不增加，则可判断二者可能是同种物质。

六、色谱技术定量分析天然药物活性成分

（一）色谱技术定量分析原理

当操作条件一致时，被测组分的质量（或浓度）与检测器给出的响应信号成正比：
$$m_i = f_i \times A_i \tag{2-17}$$
式中：m_i 为被测组分质量；A_i 为被测组分峰面积；f_i 为被测组分校正因子。

准确测量被测组分峰面积或峰高，准确求得校正因子，则可通过峰面积或峰高计算被测组分的百分含量。

(二)色谱技术定量分析方法

1. 归一化法

设所有出峰组分 f 值相近,所有组分都以峰的形式出现,把所有出峰组分的含量之和按 100% 计的定量方法称为归一化法。其计算公式如下:

$$c_i\% = \frac{m_i}{m} \times 100\% = \frac{f_i A_i}{f_1 A_1 + f_2 A_2 + \cdots + f_n A_n} \times 100\% \qquad (2-18)$$

式中:$c_i\%$ 为被测组分 i 的百分含量;A_1,A_2,…,A_n 分别为组分 1,2,…,n 的峰面积;f_1,f_2,…,f_n 分别为组分 1,2,…,n 的相对校正因子。

归一化法要求所有组分都能分离并有响应,其受检测器选择性限制。

2. 外标法

外标法即用待测组分纯品配制标准试样,绘制标准曲线后,计算待测组分含量。其计算公式如下:

$$\frac{c_i\%}{c_s\%} = \frac{A_i}{A_s} \qquad (2-19)$$

$$c_i\% = c_s\% \cdot \frac{A_i}{A_s} \qquad (2-20)$$

式中:$c_i\%$ 为被测组分 i 的百分含量;$c_s\%$ 为标准试样的百分含量;A_i 为被测组分 i 峰面积;A_s 为标准试样峰面积。

3. 内标法

内标法即将某纯物质作为基准物加入试样中,根据被测物和加入内标物的质量及其在色谱图上相应的峰面积之比,求出被测组分含量。其计算公式如下:

$$c_i\% = \frac{m_i}{m} \times 100\% = \frac{f_i A_i}{f_s A_s} \cdot \frac{m_s}{m} \times 100\% \qquad (2-21)$$

如果每次加入同样质量(m)的试样,另外每次加入的内标物也是相等质量(m_s),则上式中 m、m_s 均为常数($K_{i,s}$),计算公式可写为:

$$c_i\% = K_{i,s} \cdot \frac{A_i}{A_s} \times 100\% \qquad (2-22)$$

式中:$c_i\%$ 为被测组分 i 的百分含量;A_i 为被测组分 i 的峰面积;A_s 为内标物峰面积;m_i 为被测组分 i 的质量;m_s 为内标物的质量;m 为试样的质量。

第二节 硅胶吸附色谱技术原理

一、硅胶吸附色谱的固定相

(一) 吸附色谱原理

吸附色谱技术采用的固定相是各种多孔的、粒度均匀的固体微粒,流动相通常是液体,也可以是气体。分离原理基于各种被分离组分随流动相穿过固定相时,在固定相表面吸附中心被吸附,由于吸附力的差别而产生差速迁移。吸附力的本质是各种分子间的作用力,如氢键、范德华引力、偶极-偶极作用力等。吸附过程是待分离成分(X)与流动相分子(Y)争夺吸附剂表面活性中心的过程,即竞争性吸附-解析过程:

$$X_m + nY_a \rightleftharpoons X_a + nY_m \qquad (2-23)$$

吸附平衡常数(K_a)与固定相表面积(S_a)、组分性质、流动相性质有关。达到吸附平衡时,吸附平衡常数亦称为吸附系数(K_a),可表示为:

$$K_a = \frac{[X_a][Y_m]^n}{[X_m][Y_a]^n} \qquad (2-24)$$

因为流动相的量很大,$[Y_m]^n / [Y_a]^n$ 近似于常数,且吸附只发生于吸附剂表面,所以吸附系数 K_a 可写成:

$$K_a = \frac{[X_a]}{[X_m]} = \frac{X_a/S_a}{X_m/V_m} \qquad (2-25)$$

式(2-23)、(2-24)和(2-25)中:X_a、X_m 分别为待分离成分在固定相和流动相中的浓度;Y_a、Y_m 分别为流动相分子在固定相和流动相中的浓度;n 为被吸附的流动相分子数;S_a 为吸附剂的表面积;V_m 为流动相的体积。

K_a 值大,表明该待分离成分在吸附剂上被吸附的多,吸附作用强,保留时间长。

(二) 常用吸附色谱的固定相

吸附色谱技术通常采用的固定相有硅胶、氧化铝、聚酰胺等,其用途和原理见表2-1。硅胶吸附剂是天然药物化学实验中最常用的吸附固定相。

表2-1 常用吸附固定相及其用途、原理

吸附剂	性质（原理）	分离对象	洗脱剂及洗脱方式
氧化铝	有碱性氧化铝、中性氧化铝、酸性氧化铝三种	适宜对碱稳定的生物碱、甾萜、含芳环或不含芳环的碳氢化合物等	有机溶剂：极性由小到大，洗脱能力增加
硅胶	含硅醇基极性吸附剂	适宜中性与酸性芳香族、生物碱、强心苷、蒽醌、酚、氨基酸、磷脂、脂肪酸等	有机溶剂：极性由小到大，洗脱能力增加
聚酰胺	含酰胺基极性氢键吸附剂	适宜酚、醚、黄酮类、醌类等大极性化合物	有机溶剂①，水/醇溶液②
纤维素	含羟基极性吸附剂	适宜水溶性多糖、肽等	缓冲溶液
活性炭	非极性吸附剂，对大分子的吸附能力强，在水中吸附能力强	适宜水溶性单糖、多糖、氨基酸、多肽等	水/醇溶液：醇浓度递增，洗脱能力增加
硅藻土	常用作载体	适宜大极性氨基酸、糖等	—

注：① 同硅胶吸附剂操作；② 同活性炭吸附剂操作。

1. 氧化铝

氧化铝是一种多孔固体吸附剂，吸附中心是固体表面的铝醇键，吸附类型属极性吸附，非极性或弱极性成分与固定相之间只有范德华力，吸附作用较弱；极性成分与固定相之间可能有偶极力或氢键作用，有时还有成盐作用，吸附作用较强。氧化铝吸附作用力从大到小的顺序依次为：成盐作用＞配位作用＞氢键作用＞偶极作用＞范德华力作用。分子极性越强，在氧化铝上的吸附作用越强。

色谱用氧化铝可分为酸性、中性和碱性三种。酸性氧化铝pH为4.0～4.5，用于分离羧酸、氨基酸等酸性物质；中性氧化铝pH为7.5，用于分离中性物质，应用最广；碱性氧化铝pH为9.0～10.0，用于分离生物碱、胺和其他碱性化合物等。由于氧化铝吸附剂可催化含醛、酮、酸、内酯等基团的化合物发生副反应，如异构化、氧化、消除等，其现在已较少使用。在分离极性非常小的萜类化合物、生物碱等成分时，氧化铝具有吸附力比硅胶吸附剂的吸附力强的优势。氧化铝吸附剂的活性与其含水量有关，含水量越低，活性越高。脱水的中性氧化铝称为活性氧化铝。氧化铝作固定相时，层析操作洗脱溶剂系统和洗脱规律与硅胶层析基本相同。

2. 聚酰胺

聚酰胺由己二酸与己二胺聚合而成，也可用己内酰胺聚合而成，为多孔微球固体，直径为45～180 μm，含有大量酰胺基团和小极性的基团。聚酰胺的吸附原理主要是分子中的酰胺基与酚类、酸类等形成氢键结合，吸附力较硅胶吸附剂的吸附力弱，因此对黄酮类、蒽醌类、酚类、有机酸类、鞣质类等大极性的化合物有较好的选择性，常用于酚类、醌类、硝基化合物、氨基酸及其衍生物、核酸碱基、核苷、核苷酸、杂环化合物等的分离。

(三) 硅胶吸附色谱的固定相

1. 硅胶吸附剂吸附原理

层析用硅胶是氧化硅聚合成的分子，用分子式 $SiO_2 \cdot H_2O$ 表示。硅胶吸附剂是一种多孔性物质，微孔体积为 40～300 Å，颗粒直径通常为 5～200 μm，有非常大的比表面积（100～800 m^2/g），高效液相色谱的色谱柱专用硅胶还有很好的抗压性能。

硅胶吸附剂的吸附中心是固体表面游离型和羟基化的硅醇羟基，这些硅醇羟基能产生很强的氢键吸附和极性吸附。在硅胶吸附色谱中，吸附作用力是吸附中心的硅醇羟基与待分离成分分子中官能团的分子间力，非极性或弱极性成分与硅胶固定相之间的作用力只有范德华力，吸附较弱；极性成分同固定相之间存在偶极力或氢键作用，吸附较强，分子的极性越强，在硅胶上的吸附作用越强。

硅胶吸附作用的强弱与硅醇基的含量多少有关。硅醇基能够通过氢键吸附水分子，而吸附了水分子的硅醇基失去对化合物的吸附力，因此，硅胶的吸附力随吸水量的增加而降低。硅胶若吸水量超过17%，则吸附力极弱，不能再用作吸附剂，这种失活硅胶可作为分配层析中的支持剂。

硅胶活化是将硅胶加热至100～120 ℃，利用高温将硅胶表面氢键所吸附的水分除去。但是，当温度升高至500 ℃时，硅胶表面的硅醇基会脱水缩合转变为硅氧烷键，这样就不再有吸附小分子化合物的能力，即使用水处理亦不能恢复其吸附活性。所以，硅胶活化的温度不能高于120 ℃。

2. 天然药物活性成分在硅胶吸附剂上的保留特性

天然药物活性成分在硅胶吸附剂上的保留特性可用保留时间（t_r）、选择性因子即相对保留值（α）、容量因子（K'）来描述，保留特性由样品分子、流动相分子对硅胶表面吸附中心上的硅醇基的竞争吸附作用决定，也与样品分子和流动相分子间的相互作用有关。样品分子极性减小，保留时间、容量因子也减小。保留时间和容量因子的变化有如下规律：含羧基化合物＞含胺基化合物＞含羟基化合物＞含酰胺基化合物＞含羰基化合物＞烷基、芳基化合物；当分子中官能团的极性和数目增加时，由于样品分子与极性硅胶表面的总相互作用增加，保留时间和容量因子也增加。硅胶吸附剂对结构差异较大的活性成分有较大选择性因子，对同系物的选择性很小，同系物在硅胶吸附剂上保留时间的差别较小，这种对天然药物活性成分的选择性特点，有利于分离不同族的化合物。

硅胶吸附色谱适用于分子量小于1 000的中等分子量、低挥发性、脂溶性成分的分离，高分子量的样品如蛋白质、多糖或离子型亲水化合物等的分离不能采用硅胶吸附层析。硅胶是一种弱酸性阳离子交换剂，其表面上的硅醇基能释放弱酸性的氢离子，当遇到较强碱性化合物时，可因离子交换反应而不可逆地吸附碱性化合物。硅胶具有弱酸性，其适宜分离中性或酸性成分。

二、硅胶吸附色谱的流动相

(一) 硅胶吸附色谱流动相的洗脱原理

硅胶吸附剂常用在液相色谱技术中,所用的流动相包括各种不同极性的纯溶剂或混合溶液。流动相的洗脱机理可用容量因子来解释:在硅胶色谱中,待分离成分的保留时间和容量因子由样品分子、流动相、硅胶表面吸附中心上的硅醇基三方之间的相互作用决定,三方之间的相互作用是一个此消彼长的关系,流动相与硅胶吸附中心的吸附作用增强,样品分子和流动相分子之间的相互作用就会增加,保留时间和容量因子递减,易随流动相流出。增加流动相极性,会使流动相在硅胶表面吸附中心上的吸附作用加强,待分离成分与硅醇基相互作用减弱,容量因子递减,即样品分子在流动相中分配增加,在固定相上吸附减少,当流动相流出固定相时,样品分子便随流动相一起流出。这就是我们常说的洗脱。

(二) 活性成分在硅胶吸附剂上的洗脱顺序

天然药物活性成分在硅胶吸附剂上的洗脱顺序与样品分子极性大小有关,弱极性化合物易被洗脱,强极性化合物难被洗脱,洗脱的先后顺序是:非极性萜类 > 含氧醚类 > 醛、酮、萜类 > 含酰胺基化合物 > 含羟基化合物 > 含胺基化合物 > 含羧基化合物。当极性官能团数目增加时,洗脱的难度增加。

(三) Snyder 溶剂参数 (溶剂强度)

天然药物活性成分在硅胶吸附剂上被洗脱的难易程度与流动相的性质有很大关系,如果把溶剂的洗脱能力看作溶剂的一种物性,引入溶剂强度的概念可将溶剂洗脱能力的大小定量化。溶剂强度由 Snyder 定义:将溶剂在吸附剂单位面积上进行吸附所释放的吸附能定义为溶剂强度 (ε),又称为 Snyder 参数。ε 描述了溶剂洗脱能力的大小,溶剂的 ε 值越大,洗脱能力越强。

Snyder 参数是衡量溶剂洗脱能力的一种尺度,Snyder 参数大的溶剂洗脱能力强,被称为强溶剂。常见溶剂洗脱能力从大到小的顺序为:水 > 甲醇 > 丙酮 > 乙酸乙酯 > 二氯甲烷 > 氯仿 > 乙醚 > 甲苯 > 正己烷。

ε 与溶剂极性成正比,溶剂极性增加,ε 增加,洗脱能力增强。

(四) 溶剂选择性三角分类

溶剂选择性三角分类由 Snyder 提出,其用途是对常用溶剂的性质进行分类,减少选择色谱流动相时的盲目性。根据 Snyder 理论,溶剂的极性是样品分子与溶剂分子之间的色散作用力、偶极作用力、氢键作用力及介电作用力的总和,可以用溶剂的极性参数 (P') 来代表。P' 可表示为 5 种溶剂选择性参数 X_e、X_d、X_n、X_t、X_m 的函数,其中 X_e 表示以乙醇为标准,溶剂分子对质子给予体化合物的选择性,即接受质子的能力大小;X_d 表示以二氧六环为标准,溶剂分子对质子受体化合物的选择性,即给出质子的能力大小;X_n 表示以硝基甲烷为标准,溶剂分子对电子受体化合物的选择性,即强偶极作用的大小;X_t 表示以甲苯为标准,溶剂分子对电子给予体化合物的选择性;X_m 表示以丁酮为标准,溶剂分子对定向作用力化合物的选择性,这些选择性参数代表了溶剂分子的作用特点。Snyder 以 X_e、X_d 和 X_n 3 种作用力值(三者之和为 1)为指标对溶剂进行分类,将 81 种溶剂的 X_e、X_d 和 X_n 值,点在三角坐标纸的相应位置上,将相邻溶剂圈成一组,共分为 8 组,即著名的溶剂选择三角形,如图 2-2 所示。

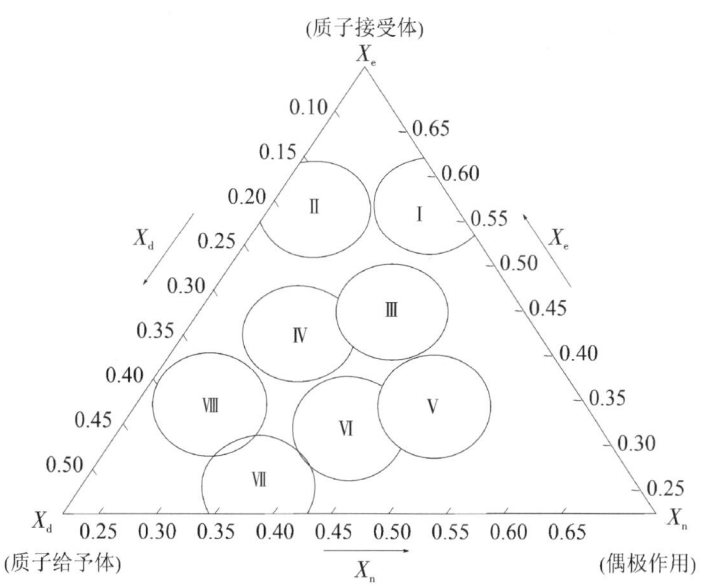

图 2-2 溶剂选择三角形

在同一组中的溶剂具有相同或相似的选择性,也就是说它们具有相似的分子间作用力。例如:Ⅰ 组溶剂,处于三角形顶部,组中各溶剂的 X_e 值都较大,属于质子接受体溶剂,以脂肪醚类为代表;Ⅷ 组溶剂,处于左下角,X_d 相对最大,属于质子给予体溶剂,以氯仿为代表;Ⅴ 组溶剂,处于右下角,X_n 相对最大,属偶极作用力溶剂,以二氯甲烷为代表。溶剂的选择性分组见表 2-2。

表2-2 溶剂的选择性分组

组别	溶剂
I	正丁醚、甲基叔丁基醚、四甲基胍、六甲基磷酰胺、异丙醚、乙醚
II	丁醇、1-丙醇、异丙醇、甲醇、乙醇
III	吡啶、四氢呋喃、酰胺（除甲酰胺外）、乙二醇醚、亚砜
IV	乙二醇、苯甲醇、醋酸、甲酰胺
V	二氯甲烷、氯乙烯
VI	① 磷酸三苯甲酯、脂肪族酮和酯、聚醚、二氧六环； ② 乙腈、砜、碳酸丙二酯
VII	芳烃、甲苯、卤代芳烃、硝基化合物、芳醚
VIII	氟代醇、间甲苯酚、水、氯仿

不同组别的溶剂，分子间作用力类型不同。当选作色谱流动相时，即便有相同的洗脱能力（或者说有相同的 Snyder 参数），样品分子、流动相、固定相三者之间的作用力也不会相同，导致样品分子在硅胶吸附色谱上的保留时间、选择性因子有较大的差别，使得同样的两个组分在不同的流动相中的分离度会产生较大差别。

（五）硅胶吸附色谱流动相优化原理

硅胶吸附色谱流动相优化的两个最重要指标是溶剂强度和选择性。流动相优化原理是基于色谱分离的分离度除了受柱效影响，还受选择性因子和容量因子的影响。改变流动相的性质，被分离物质的选择性因子和容量因子会发生很大的改变，从而改善分离效果。

流动相优化通常的做法如下：

1. 选择合适溶剂强度的流动相

选择一种溶剂强度合适的纯溶剂或混合溶剂作流动相，流动相的溶剂强度以保持容量因子在 2～10 之间为宜，在洗脱时，如果发现最初选用的流动相溶剂强度太大，容量因子太小，活性组分容易被洗脱出，可用另一种溶剂强度较弱的溶剂代替。反之，如果最初选用的流动相溶剂强度太弱，容量因子太大，则可选用另一种溶剂强度较强的溶剂代替。这样可选出一种溶剂强度适宜的洗脱溶剂。

在硅胶色谱中，混合流动相尤其是二元流动相，常常比纯溶剂更常用，因为这样更容易找到合适的溶剂强度值。在二元流动相中，溶剂强度能随其组成变化连续地变化。例如，如果用戊烷作流动相溶剂强度太弱，那么可选另一种溶剂强度较大的溶剂和戊烷一起组成二元流动相体系，得到合适的溶剂强度。这时，二元流动相体系的溶剂强度可用各组成溶剂的体积分数简单计算得到，混合溶剂的溶剂强度为各溶剂的溶剂强度与体积分数乘积之和。此外，二元流动相还可使流动相黏度降低，从而降低柱压，提高柱效。

2. 优化流动相的溶剂选择性

如果流动相有合适的溶剂强度，但相邻组分的分离效果较差，分离度不理想，可在保持溶剂强度不变的前提下对溶剂的选择性进行优化。选择溶剂强度相似，分属不同组别的溶剂相互替换，通过改变流动相、待分离成分、固定相三者之间的作用力的方式，可使色谱分离的分离度得到改善。

（六）硅胶吸附色谱常用溶剂体系

硅胶吸附色谱最常用的溶剂体系是弱极性有机溶剂或非极性溶剂与极性溶剂的混合物。例如，正烷烃（正己烷、正戊烷、正庚烷等）、二氯甲烷、氯仿、乙酸乙酯、甲醇等组成的二元或三元溶剂体系。石油醚（或正己烷等）具有最小的溶剂强度，常在二元溶剂体系中用作溶剂强度调节剂。甲酸、醋酸因有刺激气味、腐蚀性、挥发性较小等缺点，被少量用于流动相中，以调节流动相的酸碱性。

在硅胶色谱技术中，最常用的二元溶剂体系是石油醚 – 乙酸乙酯、氯仿 – 甲醇。

三、硅胶吸附色谱流动相洗脱方式

（一）等度洗脱

在硅胶吸附色谱的洗脱过程中，采用单一的或组成不变的流动相进行洗脱的方式叫等度洗脱。

在等度洗脱过程中，活性成分的保留时间（t_r）、峰宽（σ）、分离度（R_s）、容量因子（K'）之间的关系可用等度洗脱基本方程表示：

(1) 保留时间：

$$t_r = t_0 K' + t_0 \qquad (2-26)$$

(2) 峰宽：

$$\sigma = V_m(1 + K')n^{-1/2} \qquad (2-27)$$

(3) 分离度：

$$R_s = [(1/4)(\alpha - 1)n^{-1/2}][K'/(1 + K')] \qquad (2-28)$$

(4) 容量因子：

$$K' = (t_r - t_0)/t_0 \qquad (2-29)$$

上述公式中：n 为理论塔板数；α 为相对保留值，即选择性因子；t_0 为死时间；V_m 为死体积。

在等度洗脱过程中，所有的化合物在同一个溶剂强度下通过固定相，各化合物的保留时间及容量因子在洗脱过程中不改变；在色谱柱条件一定时，峰宽由容量因子决定，被洗脱的化合物的容量因子较小时，峰宽较窄；在固定相上保留时间较大、容量因子较大的组分峰宽较宽。由于天然药物提取物中待分离成分往往极为复杂，在同一个溶剂强度的流动相中，容量因子差别较大，等度洗脱时，有些容量因子较小的成分很快被洗出，因洗脱速度太快造成组分重叠，不能分离；而那些容量因子较大的成分洗脱速度较慢,甚至出现洗脱不下的情况。等度洗脱的优点是,可获得较快的洗脱速度,洗脱过程较简单。

(二) 梯度洗脱

硅胶吸附色谱的另一种常用洗脱方式是梯度洗脱,即在洗脱过程中,选用两种溶剂强度差别较大的溶剂作流动相体系,从低溶剂强度的流动相开始洗脱,逐渐增加流动相的溶剂强度,即逐渐增加流动相中溶剂强度较大的溶剂的比例,来逐步增加流动相的溶剂强度,直到流动相的溶剂强度达到较大值,这种洗脱方式叫梯度洗脱。在某一段时间内连续而均匀地增加流动相溶剂强度的洗脱方式叫线性梯度洗脱。在某一时间点,改变流动相为另一较高溶剂强度的流动相的洗脱方式叫阶梯梯度洗脱。

在梯度洗脱过程中,待分离成分的保留时间(t_r)等的变化可用梯度洗脱基本方程表示:

(1) 保留时间:
$$t_r = t_0 \overline{K} \log(2.3 K_0 / \sqrt{\overline{K}}) + t_0 \qquad (2-30)$$

(2) 峰宽:
$$\sigma = V_m (1 + \overline{K}) n^{-1/2} (1/2) \qquad (2-31)$$

(3) 分离度:
$$R_s = [(1/4)(\alpha - 1) n^{-1/2}][\overline{K}/(1 + \overline{K})] \qquad (2-32)$$

(4) 平均容量因子:
$$\overline{K} = t_G / \Delta\varphi S t_0 = t_G F / \Delta\varphi S V_m \qquad (2-33)$$

上述公式中:n 为理论塔板数;α 为相对保留值;t_G 为梯度结束时的时间,即梯度开始至结束的时间;t_0 为死时间;V_m 为死体积;F 为流动相流速;S 为常数;$\Delta\varphi$ 为梯度洗脱过程中,洗脱强度较大的溶剂的起始组成,当梯度从 0 变至 100% 时,$\Delta\varphi$ 为 1。

在梯度洗脱的初期,样品中大部分成分在固定相上的吸附力比对流动相的分配作用力大,主要被吸附在原点,不随流动相的运动而运动;随着流动相溶剂强度增加,组分的容量因子依次减小,样品开始随流动相运动,并顺序穿过固定相被洗脱出。梯度洗脱中的组分容量因子用平均容量因子($\overline{K}$)表示。与等度洗脱情况不同,梯度洗脱的组分的容量因子(K')随溶剂强度增加而减少,是时间函数,随时间的变化而变化,与流动相的流速、洗脱梯度的变化快慢及色谱柱的死体积有关。由于这些影响因素的作用,梯度洗脱可使各组分有相似的分离度和峰宽,在合理的时间内,可同时有效地分离硅胶柱上的弱保留组分和强保留组分。

四、天然药物活性成分的纯度鉴定

不同的研究内容对分离得到的天然药物活性成分有不同的纯度要求。通常用作药理学研究的样品,纯度要求在 99% 以上;用作核磁共振分析鉴定化合物结构的样品,纯度一般要求在 95% 以上;用作质谱分析、元素分析的样品,纯度越高越好,通常要求在 99% 以上。

化合物纯度鉴定方法,从快速、经济、简便的角度考虑,主要有以下几种:

(一) 薄层层析技术法

将待检测的化合物配成适当浓度的溶液,选择3种分子间作用力不同的溶剂系统(如氯仿/甲醇,环己烷/乙酸乙酯,正丁醇/醋酸/水),分别展层,将目标组分的比移值(R_f)展至0.2~0.8,再使用通用型显色剂(如10%硫酸、碘等)进行显色处理,若均得到单一斑点,可认为待测样品为纯化合物。

(二) 熔程法

熔点是化合物的特性常数,通常纯化合物的熔程很窄,为1~2℃,通过熔点测试,可对化合物的纯度进行判断:若测得的熔点下降,熔程变宽,可认为有杂质存在。

(三) 高效液相色谱法

选择3种不同极性的溶剂系统,化合物在不同的保留时间均出现单一的目标峰,可认为待测样品为纯化合物。

第三节 硅胶薄层层析技术

一、硅胶薄层层析技术原理

薄层层析技术,是色谱技术常用的一种操作方式。在薄层层析技术中,固体固定相被涂布于玻璃板、纤维板、金属铝板或其他平板形的载体上,形成一层均匀薄层,将少量的提取物样品溶液点在层析板的底部,放在展开系统中,然后用相应的流动相进行洗脱和展开;通过荧光或显色剂显色,可进行结果分析或分离。构成薄层层析技术的主要元素有固定相——薄层层析板、流动相——展开剂、展开系统、检测系统。

薄层层析技术在天然药物化学研究中用途极广,可以用于化合物的分离、鉴别、杂质检查及含量测定。

薄层层析固定相颗粒一般较小,颗粒直径为5~40μm。根据固定相支持物的不同,薄层层析技术可分为:① 薄层吸附层析,固定相是吸附剂如硅胶、氧化铝(氧化铝G)、聚酰胺等,色谱分离机制是吸附机理;② 薄层分配层析,固定相是C_{18}键合固定相或硅藻土(硅藻土G)固定相(硅藻土充当分配层析的载体),以分配机理进行色谱分离;③ 离子交换薄层层析,固定相是离子交换剂或微晶纤维素(微晶纤维素F_{254}),以离子交换机理进行色谱分离。

在天然药物化学实验中最常用的薄层层析技术是硅胶薄层层析技术。

硅胶薄层层析主要原理:硅胶吸附剂对不同物质的吸附能力不同;流动相对不同物

质的溶解度不同,使得固定相对不同物质有不同的吸附选择性,各组分的容量因子也不同;在用溶剂展开时,因毛细管效应,溶剂沿着固定相向上移动,当上升到原点时,混合物溶解后的组分随着溶剂的上升而上移于原点之上,遇到新的吸附剂又被吸附,样品组分在随流动相不断上移的同时反复进行吸附和解吸作用,各组分由于与展开剂、固定相三者之间的作用力不同,导致在固定相上的保留时间和容量因子的差异,最终在固定相薄层上被分离成一系列迁移速度不同的斑点,从而达到分离的目的。

在硅胶薄层层析技术中,待分离成分的色谱特性常数用比移值(R_f)来表征:

$$R_f = \frac{展开后起始线至斑点中心的距离}{展开后起始线至溶剂前沿的距离} \tag{2-34}$$

比移值是化合物的特性常数,当固定相薄层、流动相溶剂、温度等各项实验条件固定时,样品中各组分的 R_f 值恒定,不随溶剂移动距离的改变而变化,R_f 值是硅胶薄层层析技术定性分析的重要指标,与样品组分的分配系数 K'(容量因子)有如下关系:

$$R_f = 1/(1 + \alpha K') \tag{2-35}$$

式中:K' 为分配系数(容量因子);α 为薄层性质决定的一个常数。

由此可见,K' 值愈大,溶质分配于固定相的趋势愈大,R_f 值愈小;K' 值愈小,则分配于流动相的趋势愈大,R_f 值愈大,越易随展开剂上移。

在硅胶薄层层析技术中,天然药物活性成分的 R_f 值与样品分子的极性有关,弱极性化合物的 R_f 值较大,易随溶剂向上迁移,展层结束后距溶剂前沿较近;强极性化合物的 R_f 值较小,展层结束后距溶剂前沿较远,距原点较近。展层结束后,对斑点进行定位,分别测量薄层板上成分斑点距原点的距离和溶剂前沿距原点的距离,可计算 R_f 值(图2-3)。将计算出的 R_f 值与已知化合物的 R_f 值对照,或与文献上记载的 R_f 值比较,可作定性鉴定依据。

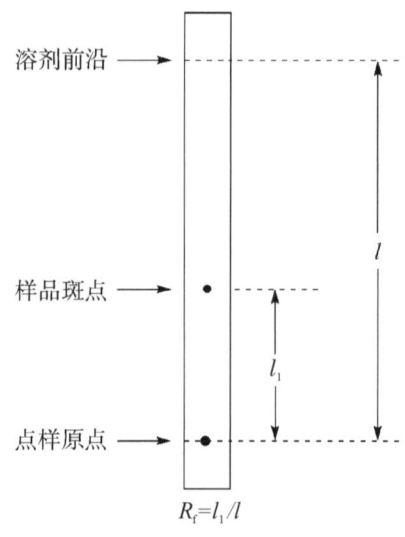

图2-3 比移值(R_f)定义及计算

二、硅胶薄层层析技术的应用

薄层层析技术所需设备简单,操作简单,灵敏,展开速度快,一般仅需 15～20 min 即可完成操作。在硅胶薄层层析板上,混合物易分离,分辨力一般比纸层析高 10～100 倍。使用不同规格、厚度的薄层板,既能做少量(仅 0.01 μg)样品分析鉴定,又能用于超过 500 mg 的样品量的分离制备。硅胶薄层层析最大的优点是有众多检测手段,如紫外、荧光、通用显色剂等,还可以耐受如浓硫酸(H_2SO_4)、浓盐酸(HCl)之类的腐蚀性显色剂等,因此,可广泛应用于分离制备、定性分析、定量分析等各种研究。在天然药物化学实验中,硅胶薄层层析技术最常见的应用如下。

(一) 探索柱层析分离条件

探索柱层析分离条件是薄层层析技术最常规、最重要的应用,柱层析分离的整个过程都离不开薄层层析技术。在进行柱层析分离前,需用薄层层析技术指导选用洗脱剂系统,先通过薄层层析技术摸索比较满意的分离条件,再将此条件用于柱层析,亦可以将薄层层析分离条件进行适当改变后应用。在洗脱过程中,各种成分将按何种顺序被洗脱,每一种洗脱液馏分中是单一成分还是混合物,均可由薄层层析来判断与检验。

用薄层层析技术进行天然药物化学成分预试验,可依据各类成分性质与特异性的显色剂显色反应,有针对性地指导指定结构类型化合物的柱层析分离。薄层层析展层后,显色剂种类多,选择性高,预试验结果可靠。

(二) 化学成分鉴定

在薄层层析技术中,R_f 值是化合物的特性常数,若样品与标准样品有相同的 R_f 值,可认为二者为同一化合物。用薄层层析技术进行中草药化学成分鉴定,最好将样品与标准品点在同一块板上,一起进行共展层,在 3 种以上不同展开体系中展层后,如标准品和鉴定品的 R_f 值、斑点形状和颜色都完全相同,则可初步得出二者是同一化合物的结论。最后的确证一般需通过光谱等仪器分析方法进行验证。

(三) 样品纯度鉴定

当某一组分在 3 种以上不同的展开剂系统中,经薄层层析展开之后都得到一个斑点,可以认为该样品为纯品。

(四) 分离制备

将薄层层析板载玻片的面积加大,固定相厚度增加,薄层层析技术也可用来分离制备化合物。

三、硅胶薄层层析板制备

(一) 硅胶薄层层析操作流程

完整的硅胶薄层层析操作步骤：硅胶薄层层析板制备→点样→展开→显色→结果测定→计算 R_f 值→根据 R_f 值进行结果处理→制备薄层层析样品回收。

(二) 硅胶薄层层析板制备

1. 选择硅胶薄层层析固定相载体

常用的薄层层析固定相载体有：①玻璃板，厚度为 1.5～5 mm。②聚乙烯对苯二酸聚酯薄膜板，厚度约 0.25 mm。③铝箔，厚度约 0.1 mm。

载体规格：2.5 cm × 7.5 cm（医用载玻片），5 cm × 10 cm，10 cm × 20 cm 或 20 cm × 20 cm。用于分析鉴定的薄层层析固定相载体常用规格为 2.5 cm × 7.5 cm（医用载玻片），制备分离用的固定相载体常用规格为 20 cm × 20 cm 玻璃板。

对载体的要求是表面光滑、平整，用前洗净，洗净后不附水珠，晾干。

2. 薄层层析硅胶

制备薄层层析硅胶是高纯度硅胶粉，颗粒直径为 10～40 μm，常用型号有：①硅胶 G，即高纯度硅胶粉中添加 10%～15% 的煅石膏。②硅胶 H，即高纯度硅胶粉。③硅胶 HF_{254}，即高纯度硅胶粉中添加荧光剂，如激活的硅酸锌或硫化镉。④硅胶 GF_{254}，即高纯度硅胶粉中添加 10%～15% 的煅石膏和荧光剂（如激活的硅酸锌或硫化镉）。⑤硅胶 HF_{365}，即高纯度硅胶粉中添加荧光剂，如激活的硫化锌或硫化镉。

当有些化合物本身无色，在紫外灯下既不显荧光，又无适当的显色剂时，则可选用加入荧光物质的硅胶制成荧光硅胶薄层板进行层析，展层后将薄层板置于紫外光下照射，薄层板本身显荧光，样品斑点处不显荧光，呈暗斑点，可检出样品在层析板上的位置。硅胶 HF_{254} 可在 254 nm 紫外光激发下显淡绿色荧光，硅胶 HF_{365} 可在 365 nm 紫外光激发下显淡紫色荧光。

3. 粘合剂和络合剂

(1) 粘合剂：薄层层析板一般可分为无粘合剂和含粘合剂两种。无粘合剂的薄层层析板是将固定相直接涂布于玻璃板上，含粘合剂的薄层层析板是在硅胶粉中加入一定量的粘合剂，使吸附剂颗粒之间相互附着，固定相薄层可与载板紧密附着。一般常用的粘合剂有：①煅石膏（在 140 ℃烘 4 h，研磨过筛），加入量为 10%～15%，如在制备硅胶 G 薄层层析板时，再加水适量混匀后便可使用。该粘合剂的缺点是硬度较差。②羧甲基纤维素钠（CMC-Na）水溶液（0.5%～0.7%），使用前一周配制，静置，自然沉降后取上清液适量与硅胶调成糊状均匀涂布于玻璃板上便可得到硬度较好、板面不易破碎的薄层层析板。

(2) 络合剂：为了提高某些化合物的层析效果，常在制板时加入某些络合剂制成络合薄层层析板。常用的络合剂有：①硝酸银。将硝酸银（约 1%）加入硅胶粉中一起制板,用来分离碳原子数相等但双键数目不等的系列化合物。其主要机理是双键能与硝酸银形成络合物,而饱和的单键不与硝酸银络合。层析时饱和化合物由于吸附力最弱,R_f 值最高,含一个双键的化合物较含两个双键的化合物 R_f 值高,含一个三键的化合物较含一个双键的化合物 R_f 值高;此外,在含双键的化合物中,顺式双键与硝酸银络合较反式双键易于进行,反式异构体的 R_f 值较顺式异构体的高。②酸碱溶液。为了改变吸附剂原来的酸碱性,可在制板时采用稀酸或稀碱代替水调制硅胶。例如,硅胶带微酸性,分离碱性物质时常拖尾,在制板时可用 0.1~0.5 mol/L 氢氧化钠（NaOH）溶液制成碱性硅胶薄板层。

4. 制板操作

根据制板的目的不同,硅胶和 CMC-Na 溶液的配比不同。

（1）分析用硅胶薄层层析板配比:硅胶（g）:CMC-Na 溶液（mL）= 1:（3.0~4.0）,涂层厚度为 0.2~0.5 mm。

（2）制备用硅胶薄层层析板配比:硅胶（g）:CMC-Na 溶液（mL）= 1:（2.0~2.5）,涂层厚度为 1.0~2.5 mm。

将硅胶粉与 CMC-Na 溶液在烧杯中调成糊状,均匀地涂布在载体玻片上,使其形成平整光滑层面,室温下放置,使其自然风干,即制成硅胶薄层层析板;将晾干的薄层层析板置于 110 ℃的烘箱中活化约 30 min,取出,保存在氯化钙干燥器中备用。

涂布方法:①玻璃棒涂布。取适量调制好的硅胶倒在玻璃板上,用玻璃棒从载体玻璃板一端向另一端推动,即形成薄层。②玻片涂布。在载体玻璃板两旁放置两块稍厚的玻片,取适量调制好的硅胶倒在中间的玻璃板上,然后用另一块玻片的边缘将胶浆刮向另一端,即形成一定厚度的薄层;干燥后用刀刮去薄板两侧的溢出物。更换玻璃板两旁不同厚度的玻片,即可调节薄层的厚度。③倾斜涂布。取适量调制好的硅胶倒在玻璃板上,然后将其倾斜,使胶浆均匀涂布于玻璃板上。④涂布器涂布。取适量调制好的硅胶,倒入涂布器中,在玻璃板上平稳地移动涂布器进行涂布（厚度为 0.2~0.3 mm）,取下涂好薄层的玻璃板。

四、硅胶薄层层析点样操作

（一）点样操作流程

将待测样品制成溶液,用毛细管吸取少量溶液,轻轻接触薄层板下方,使样品溶液被硅胶吸收,在薄层表面形成直径为 2~3 mm 的斑点,这一操作便是硅胶薄层层析的点样。

（二）样品溶液制备

（1）样品溶液制备最好用具有挥发性的有机溶剂如环己烷、氯仿、乙酸乙酯等溶解,尽量不用甲醇、乙醇、水等大极性溶剂,因大极性溶剂与吸附剂相互作用力较强,易占据吸附剂表面上的活性位置,使吸附剂活性降低,样品斑点易扩散。

(2) 样品溶液浓度要适中,用于分析薄层层析的样品溶液,以 10 mg/mL 为宜。若样品溶液浓度太大,易造成样品过载,形成拖尾影响分离效果。若样品溶液浓度太小,也会造成层析结果检测困难。用于制备薄层层析的样品溶液可以稍浓。

(三) 点样工具

进行定性测定时,可用玻璃毛细管点样,点样量不要求定量,以可以清楚地检测结果为宜。在进行定量测定时,要求载样量要精确,定位应准确,这时可采用微量注射器或定量毛细管进行点样。手动定量毛细管有 0.5 μL、1 μL、2 μL 或 5 μL 等不同规格,可根据所需的点样量选择使用。有条件的还可采用自动点样仪,其操作速度快,点样剂量的重复性和位置的准确性都有保证。

(四) 点样部位

点样时样品需点加在薄层板的特定部位,这是一项需要十分仔细的操作步骤,点样的好坏会直接影响分离效果。点样位置一般在离薄层板下端边缘 1.0~1.5 cm 处;若有作参照的标准样品,标准品与样品应点在同一高度,相距 1.0~1.5 cm,以便展层结束后对 R_f 值进行比较。

(五) 点样量

(1) 点样量不宜太多,一般为几微克到几十微克,体积为 1~20 μL。点样量太多易造成样品过载,形成拖尾,影响分离效果。

(2) 点样原点直径或带宽要控制在 2 mm 以内,要达到此目的,在样品溶液浓度较小时,可在同一位点多次点样,边点样,边用冷、热风交替吹干。制备薄层层析的点样要点是样品在层析板的下端点成带状,以增加上样量。

薄层层析点样时还应注意切勿损伤薄层表面,否则会影响层析效果。点间距离可视斑点扩散情况而定,以斑点不相互覆盖为宜。

五、硅胶薄层层析展开操作及流动相选择

(一) 硅胶薄层层析展开操作

在展开缸中加入展开剂,将点好样品的薄层板放入展开缸中,浸入展开剂的深度为距薄层板底边 0.5~1.0 cm,切勿将点样原点浸入展开剂中,流动相借助毛细管作用力自动向上展开到薄层板上预定的高度,使各组分分离,这就是薄层层析展开操作。取出薄层板使溶剂挥发晾干之后,便可进行结果检测。

1. 展开装置

最常见的展开装置是层析缸,它是有密闭盖的玻璃器皿,可由加盖的烧杯代替。层析缸大小应适合薄层板大小,盖子要严密,底部应平整光滑,还要便于观察展层过程。

2. 展开操作要点

加入的展开剂要适量,层析板浸入展开剂的深度应以不浸泡样品斑点为宜。放入层析板后,缸盖要密闭,以减少溶剂挥发。展开缸如需预先用展开剂饱和,可在展开缸中加入足够量的展开剂,并在壁上贴两条与展开室同样高、宽的滤纸条,滤纸条一端浸入展开剂中,密封缸盖,使系统平衡。

(二)展层方式

根据流动相的特点,展层方式可分为等度展层和阶梯梯度展层。等度展层即流动相组成恒定,一次展开的展层方式。阶梯梯度展层即先用极性较小的展开剂系统将层析板一次展开之后,使板上溶剂完全挥发,然后换其他的展开剂(也可不换),或增大流动相极性,再进行第二次展开,这样连续多次进行展开操作,至斑点的 R_f 值为 0.3~0.5。阶梯梯度展层方式可使斑点在展开的方向上压缩而提高分离度,适用于一些难分离的组分。

展层方式根据流动相的走向可分为上行展层、水平展层、直角双向展层等。不加粘合剂的薄层只能作近水平式(板与水平成10°~20°)的上行展开。直角双向展层是先在垂直方向上展开一次之后,待溶剂完全挥发,然后将层析板旋转90°,再在水平方向用其他溶剂系统展开,两次展开的方向互为直角。用这种方式展开可以使一些部分重叠的斑点分开,如图2-4所示。不论何种展层方式,展层容器必须密闭,并事先使展开剂蒸气达到饱和。

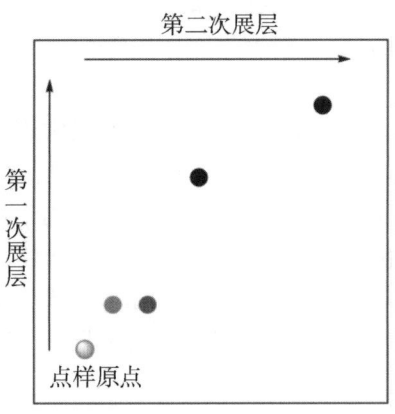

图2-4 直角双向展层示意

(三)展开剂的选择

1. 薄层层析展开剂的选择标准

薄层层析分离度(R)与比移值(R_f)之间的关系曲线如图2-5所示。从图2-5可见,薄层层析 R 随 R_f 增加而增加,当 R_f 超过0.8时,R 迅速减小;R_f 在 0.2~0.7 之间有相对较大的 R 值。因此,合适的溶剂组成应使展开完毕之后目标化合物的 R_f 值为 0.2~0.7。若 R_f 值太小,可适当增加大极性溶剂的比例;若 R_f 值太高,可适当降低大极性溶剂的比例。

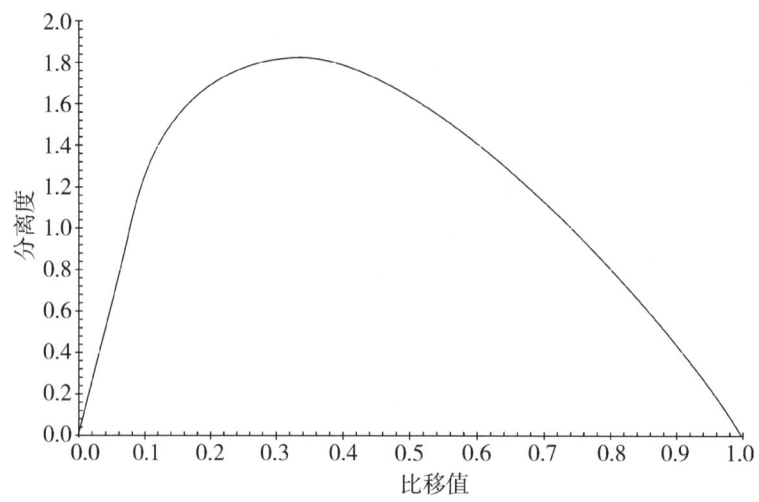

图2-5 分离度与比移值的关系

2. 常用展开剂系统

展开剂为各种有机溶剂的混合溶液,即采用二元、三元甚至多元溶剂作为展开剂。溶剂比例的选择一般根据待分离化合物的性质和溶剂的极性来确定。大极性的化合物在硅胶层析板上吸附较牢,需用溶剂强度较大的溶剂组成流动相,才可将 R_f 值展至0.2~0.7;极性较小的化合物在硅胶层析板上吸附作用较小,用溶剂强度较小的溶剂组成流动相,便可得到较大的 R_f。

常用的展开剂系统有:①石油醚-乙酸乙酯,是最常用的展开剂系统,其中石油醚可用石油醚(30~60 ℃)或戊烷代替。②石油醚-乙醚,常用于极性较小的不挥发性物质如萜类、脂肪酸类等的层析。③石油醚-氯仿,常用于苯丙素类化合物如香豆素类等的层析。④甲苯-乙酸乙酯-冰醋酸,常用于酸类化合物的层析。⑤氯仿-丙酮,常用于中等极性化合物的层析。⑥苯-丙酮,常用于芳香族化合物的层析。⑦正丁醇-乙酸乙酯-水,常用于大极性化合物如黄酮、苷类等的层析。⑧氯仿-甲醇-浓氨水,常用于生物碱的层析。

含羟基、羧基的大极性化合物和生物碱的层析常出现拖尾现象,为了减少拖尾的影响,可适当加入添加剂,如有机酸(1%醋酸、甲酸等可减少羧酸电离)或者有机碱(1%二乙胺或三乙胺等可减少生物碱成盐)。

六、硅胶薄层层析检测技术

薄层层析展层结果常用的检测方法有以下几种。

(一) 碘蒸汽法

从层析缸中取出展好的层析板，使展开剂全部挥发，放入盛有碘的密闭缸中显色，许多化合物可以吸附碘生成棕色斑点，观察斑点的形状和斑点距原点的距离便可对分离结果进行检测计算。

(二) 荧光检测法

用荧光硅胶制备的荧光薄层层析板，可通过紫外灯照射检出样品斑点的位置。用硅胶 HF_{254} 制成的层析板可在波长 254 nm 紫外光下检测，此时背景显淡绿色的荧光，在波长 254 mm 紫外光下有紫外吸收的化合物显出暗的斑点（荧光淬灭点）。用硅胶 HF_{365} 制成的层析板，可在波长 365 nm 紫外光下检测，此时背景显淡紫色的荧光，在波长 365 nm 紫外光下有紫外吸收的化合物显出暗的斑点（荧光淬灭点）。有些天然产物如香豆素类化合物，在紫外光的照射下可发出荧光，直接用波长 365 nm 紫外灯照射，便可检出样品斑点的位置。

(三) 喷雾显色法

展层完毕后，从展开缸中取出薄层板，使展开剂全部挥发，然后根据被分离物质的种类和性质，选用特定的显色剂直接喷于层析板上发生颜色反应，进行结果检测。薄层层析还可以用强腐蚀性显色剂，如硫酸、硝酸、铬酸或其他混合溶液显色。这些显色剂几乎可以使所有的有机化合物转变为碳，硅胶薄层板经此类显色剂喷雾后，样品斑点即显示黑色；此类显色剂不适用于定量测定或制备薄层层析。需要注意的是，在喷雾显色时，不加粘合剂的薄层板要小心操作，以免吹散吸附剂。

(四) 薄层层析扫描仪法

薄层层析结果检测也可用专门的仪器——薄层层析扫描仪进行分析，既可定性分析也可定量分析。

七、薄层扫描仪

(一) 薄层扫描仪原理

薄层扫描仪是能对薄层板上被分离的物质直接进行定量测试的仪器。当用一定波长的光照射薄层板时，薄层板上的物质吸收紫外光或可见光，或经激发后发射出荧光，相对于薄层板空白处而言，物质斑点处的透射光和反射光都会因物质对入射光的吸收而减弱，与物质的量有定量关系，通过测定物质斑点处的透射光和反射光的变化，可计算出物质的量。但是，在薄层板上直接测定物质的量时不仅要考虑光吸收，还要考虑光散射，这比在溶液中的分光测定复杂得多，适合稀溶液光吸收的朗伯－比尔定律（Lamber-Beer law）通常不能用于薄层板上物质的光密度测定。薄层板上物质的光密度测定采用的是反射吸收模式，物质浓度与光密度信号间的数学关系用 Kubelka-Munk 方程描述。

薄层扫描仪便是基于 Kubelka-Munk 方程而工作的：用一束波长、强度、束宽一定的光照射到薄层斑点上进行整个斑点的扫描，测量透过斑点的透射光或斑点反射光或发射荧光的强度的变化，记录成吸光度（A）与展开距离（L）的关系曲线，或吸光度（A）与比移值（R_f）的关系曲线，可进行定性比较，将扫描得到的图谱积分，可对斑点物质进行定量测定。

（二）薄层扫描仪测定方式

薄层扫描仪测定方式常见的有吸收测定法、荧光测定法和荧光淬灭法。

1. 吸收测定法

吸收测定法适用于有紫外光（可见光）吸收的成分。凡在可见光及紫外光区有吸收的化合物，可在 200～800 nm 波长范围内，采用样品的最大吸收波长（λ_{max}）进行扫描测定，可得到最佳测定灵敏度。吸收测定法又可分为以下两种。

（1）透射法：入射光束照到薄层斑点上，测量透射光强度。此法灵敏度较高，但薄层的不均匀度及厚度对测定都有影响，基线噪音大，信噪比小，且在短波长测定范围时玻璃板对紫外光有吸收，因此实际应用较少。

（2）反射法：入射光束照到薄层斑点上，测量反射光的强度。此法灵敏度较低，受薄层表面不均匀度的影响较大，但对薄层厚度要求不高，基线比较稳定，因此信噪比较大，重现性较好。实际应用中反射法较普遍。描述反射光与浓度关系的 Kubelka-Munk 方程如下：

$$f(R) = (1 - R)^2/(2R) = 2.303\varepsilon C/S \qquad (2-36)$$

式中：R 为薄层板表面反射系数；ε 为物质的分子消光（吸收）常数；C 为斑点浓度；S 为薄层板散射常数。

2. 荧光测定法

薄层扫描测定时，凡对紫外光有吸收并能放出荧光的化合物，可用荧光测定法。荧光测定时，光源一般用氙灯或汞灯，在检测器前安装特定的滤光片，例如，可采用截止滤光片或窄带滤光片以消除激发光，先在紫外区选择该化合物最大吸收波长 λ_{max} 作为激发光波长，再选择合适波长作为发射光波长，进行荧光扫描。荧光检测在扫描不含样品的背景时测不到信号，扫描含样品的荧光斑点时，产生信号。荧光检测与吸收检测相比有一些优势：荧光是发射光源，荧光测定法专属性强、灵敏度高、定量准、线性范围宽。荧光检测中荧光强度和样品浓度之间的关系式如下：

$$I = \varphi I_0 \varepsilon a d \qquad (2-37)$$

式中：I 为荧光强度；φ 为量子产率；I_0 为激发光强度；ε 为分子吸收常数；a 为样品浓度；d 为薄层的厚度。

如果样品浓度不是太高，按照式（2-37），物质的含量与荧光强度成正比。

3. 荧光淬灭法

采用含荧光指示剂的薄层板，可通过荧光淬灭法进行待测成分测定。荧光指示剂能被波长 254 nm（F_{254}）紫外光激发，产生绿色或蓝色荧光，荧光淬灭法是基于待测成分阻挡吸收了一定量的 254 nm 激发光，造成其下面的无机荧光物质受激发射的荧光减弱，在含样品的区域，荧光指示剂发射的荧光被削弱，待测成分斑点在荧光背景下显示暗黑的条带；在使用截止滤光片阻止激发光（$\lambda = 254$ nm）进行荧光指示剂发射光测定时，待测成分斑点可作为暗斑点被确定。

（三）扫描方式

根据光源数量不同，薄层扫描仪的扫描方式可分为单光束扫描、双光束扫描和双波长扫描三种。

（1）单光束扫描：采用单一光束扫描（即单一波长单光束扫描），得到某特定波长条件下的吸光度（A）与比移值（R_f）的关系曲线。扫描光束波长常选样品吸收峰位置波长。单光束扫描的优点是仪器结构简单，缺点是基线不稳，实际中较少使用。

（2）双光束扫描：采用同一波长的两个光束同步扫描，一个光束扫描样品展开通道，另一个光束扫描样品通道旁边的空白区域。这种扫描方式可扣除空白吸收，部分消除薄层板展开方向铺板不均匀产生的误差，但是无法消除垂直于展开方向铺板不均匀产生的误差。

（3）双波长扫描：采用两个不同波长的光束交替扫描样品展开的通道区域。选择的波长，一个是样品最大吸收峰波长，作为样品波长（λ_s），另一个是样品吸收光谱的基线部分，即该样品无吸收处的波长，作为参比波长（λ_R）。测定时，依次用样品波长（λ_s）和参比波长（λ_R）扫描斑点，所测吸光度为 $\Delta A = A_{\lambda_s} - A_{\lambda_R}$。双波长扫描方法可排除两个相邻斑点分离度不好产生的相互干扰，有扫描基线稳定的优点。

根据光源大小（扫描精度）不同，薄层扫描仪的扫描方式还可分为直线扫描和锯齿扫描。

（1）直线扫描：用可以覆盖样品展开通道的宽光束一次性扫描完整个展开通道，即在展开方向上，每个点的数据只是一个扫描数据点。直线扫描适用于规则的斑点，仅用于荧光测定法。

（2）锯齿扫描：采用点状光源，光点尺寸小于通道宽度，因此在展开方向移动到任何一点时，光源都要逐点沿样品通道方向扫描，即形成"之"字形扫描（或锯齿形扫描），这样，在展开方向上每一点的数据都是多个点扫描结果的累加值。锯齿扫描测量误差小，适用于不规则的斑点，重现性好，精度相对直线扫描明显提高，故吸收测定法常用锯齿扫描方式。目前，在进行天然药物有效成分定量分析时，薄层扫描的方式多采用双波长锯齿扫描。

（四）薄层扫描定量方法

薄层扫描常用的定量方法是外标法。定量时，在同一块薄层板上点上已知浓度的标准样品溶液和待测样品溶液，展开，显色，定位，扫描被测成分和对照品斑点，测得相应的吸光度或荧光强度积分值，根据定量关系，计算出被测成分的含量。外标法可分为一点法和两点法，需根据标准曲线的性质来选定外标一点法或外标两点法进行定量测定。当工作曲线是通过原点的直线时，选用一个浓度的标准品进行定量；当工作曲线不通过原点时，需选用两个浓度的标准品进行定量。定量测定的原理可用公式表示如下：

（1）若标准曲线通过原点，采用外标一点法，其直线方程如下：

$$C = FA \qquad (2-38)$$

式中：F 为斜率；C 为样品浓度（mg/mL）；A 为待测成分吸光度积分值。待测成分（斑点）质量 M_S 可用下式计算：

$$M_S = M_R \times \frac{A_S}{A_R} \qquad (2-39)$$

式中：M_R 为标准样品质量；A_S 为待测成分吸光度积分值；A_R 为标准样品吸光度积分值。

（2）若标准曲线不通过原点，采用外标两点法，其直线方程如下：

$$C = F_1 A + F_2 \qquad (2-40)$$

式中：F_1 为斜率；F_2 为截距；C 为样品浓度（mg/mL）；A 为待测成分吸光度积分值。

对标准样品进行扫描，求出 F_1、F_2，即可计算出样品浓度：

$$F_1 = \frac{C_2 - C_1}{A_2 - A_1} \qquad (2-41)$$

$$F_2 = \frac{C_1 + C_2}{2} - \frac{1}{2} F_1 (A_1 + A_2) \qquad (2-42)$$

式中：C_1 为标准样品浓度1；C_2 为标准样品浓度2；A_1 为标准样品浓度1时的吸光度积分值；A_2 为标准样品浓度2时的吸光度积分值。

八、硅胶制备薄层层析技术

硅胶制备薄层层析技术是一种广泛应用的分离方法，其优点是设备要求简单，价廉，操作简单直观，极易被初学者掌握。薄层层析技术的流动相多种多样，使得硅胶制备薄层层析技术可用于分离各种结构类型的化合物，且制备量相当可观，可达到 1 mg ～1 g。硅胶制备薄层层析技术在天然药物化学实验室中，一般用于化合物的进一步精制分离。从天然药物粗提得到的浸膏，可以先经快速柱层析粗分，得到富集度较高的组分，再经硅胶制备薄层层析技术分离纯化。

硅胶制备薄层层析技术操作与分析型薄层层析技术完全一样，区别只是载样量的增加。

（一）硅胶制备薄层层析板的制备

制备薄层层析载体玻璃板选用的规格一般是 20 cm × 20 cm，硅胶制备薄层的厚度一般是 1～2 mm，薄层层析硅胶的类型可按需选择。制板时，称取 45 g 薄层层析硅胶与 95 mL 0.5% CMC-Na 溶液混合均匀，然后倒在载体玻璃板上，制成一块制备薄层层析板。层析板在室温下自然风干，经 110 ℃活化，即可用于化合物的分离精制。在分离不饱和脂肪酸时，可加入 0.5 g 硝酸银络合剂一起制板，改善分离效果。

（二）硅胶制备薄层层析点样操作

点样前先在制备薄层层析板底部距板边沿 1.0～1.5 cm 处用铅笔画一条直线，用较粗的毛细管吸取配制好的样品溶液轻点在板面上，样品点的位置要密集成线状，这样可加大载样量，在同一条线上，应重复多次点样操作。硅胶制备薄层层析的载样量为 1 mg～1 g，样品溶液浓度以 100～200 mg/mL 为宜。

（三）硅胶制备薄层层析展层操作

制备薄层层析的展层方式与分析型的薄层层析相同，流动相的配比先用分析型的薄层层析进行优选，将样品斑点的比移值调节为 0.2～0.7。根据优选的比例在展层时新鲜配制流动相，完成一次制备薄层层析展层所需的流动相体积为 80～90 mL，如果硅胶薄层的厚度较厚，所需流动相的量一般较多。展层完毕后取出层析板，在通风橱里使溶剂彻底挥发干，再进一步分析和回收样品。

（四）硅胶制备薄层层析样品带定位方法

制备薄层层析展层后的定位或显色方法与分析型的薄层层析技术十分相似，需要注意的是，定位或显色方法不能对样品造成污染，也不能破坏样品。检出方法有以下几种：

1. 有色化合物的检出方法

可直接根据色带位置检出有色化合物。分析型的薄层层析技术中最常用的碘蒸气显色法，在此较少使用。

2. 无色化合物的检出方法

（1）荧光定位法：薄层展层完毕后，待溶剂挥发干，将薄层板置于紫外灯下观察，有荧光的样品可显示各种颜色的荧光带。也有的化合物在紫外灯的照射下，吸收紫外光不发出荧光而呈现暗色带斑；用铅笔对每一条荧光带的位置做好标记。

（2）喷显色剂法：喷显色剂方法与分析型的薄层层析技术相似，最大的区别是，在制备薄层层析技术中，显色剂只能喷在层析板的边沿，且在喷显色剂前，整块层析板要用保鲜膜盖住，只留下宽 0.5～1.0 cm 的地方，喷完显色剂后要尽快用小针或铅笔做好位置标记。

（3）R_f 值计算法：R_f 值是一个与吸附剂、流动相及化合物性质有关的特性常数，与展层的长度无关。因此，在同样的展层条件下同时展层一块分析型的薄层层析板，经显色后计算样品斑点的 R_f 值，可作为制备薄层层析板上样品带的定位参考。

（五）样品的取下与洗脱

薄层板上样品位置确定以后，需将样品带取下，以便得到单一成分。用小刀或小铲将样品带连同吸附剂一起刮下，收集到小层析管或小烧杯中，选用适当的溶剂进行浸泡洗脱。样品回收时所用的洗脱剂一般要选用溶剂强度较大的溶剂，如丙酮、甲醇等。将洗脱液浓缩或用氮吹干后，即可得到分离后的样品。

第四节 硅胶柱色谱技术

一、硅胶柱色谱技术概述

(一) 硅胶柱色谱技术原理

硅胶柱色谱技术是将粉末状的硅胶吸附剂装载在垂直的玻璃管中使其成柱状,然后进行色谱分离操作。将待分离的提取物样品加载在固体吸附剂柱的顶端,从柱的顶端加入液体流动相,当流动相从顶部沿固定相流下时,由于样品混合物中不同成分与流动相、固定相之间的相互作用不同,在随流动相流过固定相的过程中,不同的成分分布在硅胶柱上的不同位置。极性较小的化合物分布位置较下,先随流动相从硅胶柱的下端流出,极性较大的化合物分布位置较靠近载样点,需较多的流动相或强度较大的流动相才能被洗脱出,这样就使结构不同的化合物得到分离。

(二) 硅胶柱色谱技术应用

硅胶柱色谱技术是天然药物化学实验中最常用的分离技术,有操作简单、样品处理量大等优点,可用于天然药物有效成分的粗分,也可用于粗分后有效成分的纯化。在粗分时最常使用的固定相是硅胶吸附剂。分离纯化时,当用硅胶吸附剂得不到良好的分离效果时,可选用聚酰胺或反相硅胶等作为固定相。

硅胶柱层析操作步骤主要为:装柱→上样→洗脱→分离效果检测,最后得到产品。

(三) 硅胶柱色谱技术仪器装置

1. 色谱柱

硅胶柱色谱技术所用的色谱柱为具有一定长度且内径均匀的硬质玻璃管。其管壁要有一定的厚度,以能耐受分离过程中施加的压力,管的一端为缩口,可接一活塞,以控制流速(图2-6)。层析柱长和内径的比例常见为 $10:1 \sim 20:1$。柱子增长,相应的塔板数增高;柱子增粗,流速增加,上样后样品的原点也会较小(反映在柱子上就是样品层比较薄),这样相对地减小了分离的难度。使用时,缩口端先用脱脂棉花或玻璃纤维塞住,再在玻璃管内填装吸附剂。色谱柱的柱长及内径的选择由待处理的样品的量决定,样品量多时,吸附剂量也较多,选择的柱内径和长度相应增加,一般所选色谱柱的总体积要超过所需硅胶吸附剂体积5倍以上。在进行样品粗分时,为获得较快的洗脱流速,常采用粗而短的色谱柱,以提高分离速度。若进行有效成分精细分离,使用细长柱的分离效果较好。

2. 储液器皿

硅胶柱色谱技术过程中所需的储液器皿主要分成以下两类：

（1）流动相储液器皿：在硅胶柱色谱技术洗脱过程中，流动相从柱的上端加到固定相硅胶上，未加入的流动相常用储液器皿盛放，固定在色谱柱顶。盛放流动相储液通常只需 1～2 个容量较大的器皿。

（2）馏分收集器皿：在硅胶柱色谱技术洗脱过程中，流动相从柱顶流过固定相之后，从色谱柱的底部一滴一滴地流出。流出液常用玻璃器皿进行分段收集，即将从色谱柱流出的洗脱液分份收集，这些洗脱液又称作馏分（图 2-6），其中含有被分离的活性成分，每一份馏分所含的成分可能不同。馏分收集器皿的容量及数量由设计的柱色谱条件决定。

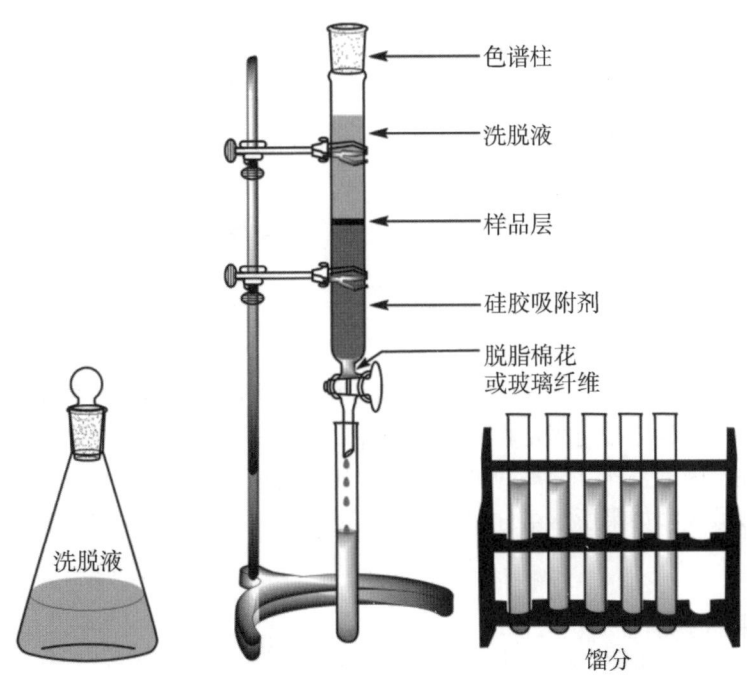

图 2-6 硅胶柱色谱装置

3. 流动相动力装置

硅胶柱色谱技术根据驱使流动相穿过固定相的压力不同分成常压柱层析、减压柱层析、加压柱层析三种。

（1）常压柱层析：常压柱层析洗脱过程中，流动相穿过固定相的驱使力是重力。其特点是流速慢，分离耗时长，但是分离效率高。

（2）减压柱层析：采用烧结玻璃漏斗代替玻璃色谱柱，利用减压水泵减压，通过减压装置进行馏分收集，这种柱色谱操作叫减压柱层析，又称真空柱层析。减压使固定相两端的压力差增加，流动相在较大的压力差下流速增加，洗脱速度加快，分离所需的时间减少。

（3）加压柱层析：加压柱层析与常压柱层析类似，区别是在色谱柱的顶端通过加压装置施加压力，流动相在压力的作用下流速加快，使分离速度加快。加压柱层析又称快速柱层析，特别适用于分离易分解的化合物。压力提供装置可以是压缩空气机、双连球或者小气泵。注意压力不宜过大，否则溶剂流速太快会使分离效果降低。

二、硅胶柱色谱固定相

（一）固定相粒度

硅胶吸附剂的颗粒大小常用数字标记在包装容器上，例如硅胶 100～200 目或 300～400 目，数字代表在生产硅胶时，粗硅胶所过的筛网目数，数字越大，硅胶吸附剂的颗粒越小。根据范第姆特方程，层析时选用的硅胶吸附剂粒度越小，色谱分离的效率越高。但是，粒度太小使阻力增加，流速变小，而溶液流速太慢易使谱带扩散，层析时间也相应延长。在采用快速柱层析分离时选用的硅胶吸附剂粒度为 200～300 目；采用常压柱层析或进行活性成分粗分时，由于柱体积较大，可选用粒度较大的硅胶，如选用粒度为 100～200 目硅胶，可使流速提高。选购硅胶吸附剂时，要尽可能选择粒度大小均匀的吸附剂，以保证良好的分离效果。

（二）固定相用量

硅胶柱色谱固定相的用量主要取决于样品用量的大小。待分离的样品量越大，固定相的用量就要越多，样品与固定相用量（重量）之比一般为 1∶30～1∶50。固定相用量的另一个决定因素是样品分离的难易程度，如果所需组分和杂质的分离度比较大，硅胶用量就可以减少；如果所需组分和杂质的分离度比较小，较难分开，硅胶用量就要相对多一点。

（三）装柱操作

1. 装柱要点

色谱柱缩口端的活塞一定不要涂润滑剂，因润滑剂会溶入流动相而污染样品，可采用四氟节门塞防止色谱柱渗漏。色谱柱固定相的填装一定要均匀、适度紧密、表面平整，否则分离效果会降低；但固定相太过密实，流动相的流速一般会减小很多，洗脱速度太慢。固定相的装柱方式有干法装柱和湿法装柱两种，干法装柱的固定相较紧密，流速相对湿法装柱要慢，二者的分离效果相当。

在天然药物化学实验中，硅胶色谱柱往往在使用前才填装。由于硅胶吸附剂价格较低廉，一般在分离完毕之后就将固定相丢弃，不再回收，只将玻璃柱洗净，干燥之后留作下次使用。

2. 干法装柱

干法装柱是先在洗净干燥的层析柱的缩口端塞入一小块脱脂棉，再将色谱柱垂直固定在铁架台上，接着开启下端活塞，迅速一次性倒入所需的固定相吸附剂，然后用橡胶塞轻敲管壁，使吸附剂均匀下沉、结实、表面平整，加入吸附了样品的硅胶之后便可开始洗脱。采用干法填充的色谱柱在首次加洗脱液时，一定要先将柱下端活塞开启，再加入洗脱液，这样可避免形成气泡。

3. 湿法装柱

湿法装柱操作是将洗净干燥的色谱柱缩口端用一小块脱脂棉塞住，准确量取一定量（V_0）低极性溶剂，将部分溶剂倒入垂直固定在铁架台上的柱中；称取比样品量多30～50倍重的硅胶吸附剂于烧杯中，加入剩余溶剂浸过硅胶面，搅拌，排出硅胶中的气泡；将层析柱下端活塞稍稍打开，使溶液滴入接收三角瓶中，然后从柱的顶部慢慢将烧杯中的吸附剂加到柱中，直到加完为止。整个过程要连续进行，才能使色谱柱填充均匀。加完吸附剂之后，用橡胶塞轻敲柱身，使吸附剂填充紧密并保持固定相表面平整；让溶剂流动一段时间，必要时从柱顶再加入一些三角瓶中回收的溶剂，使固定相的填充更加紧密。待液面降至离固定相表面约0.5 cm时，关闭活塞，色谱柱填充完毕。测量接收瓶中剩余溶剂体积（V_1），根据V_0和V_1之差，便可计算出柱内所包含的溶剂体积，称之为柱溶剂容量或死体积。

三、硅胶柱色谱加样操作

硅胶柱色谱加样方式有湿法上样和干法上样两种。

（一）湿法上样

如果待分离的样品能溶于装柱溶剂，可用少量溶剂将样品溶解，用长滴管轻轻将样品溶液注入填充好的固定相表面；打开活塞，使样品液下降，样品吸附到固定相上部；用少量溶剂将吸附在管壁的样品冲下，再打开活塞，使样品液下降入固定相；在固定相表面盖上石英砂或滤纸，轻轻加入流动相便可开始洗脱。湿法上样时，注意溶解样品的溶剂的量要尽可能少，一般不超过$0.4 \times D^2$，其中D是色谱柱直径。

（二）干法上样

如果待分离的样品难溶于装柱溶剂，可用溶解性更好的其他溶剂先将样品溶解，然后加入少量吸附剂拌匀，待溶剂彻底挥发后，研磨使其成干砂状。装柱时，将上述带有样品的吸附剂加入柱内，轻敲柱身，使表面平整，然后在上样完毕的固定相表面加盖一张滤纸，加入洗脱液便可开始洗脱。干法上样时，样品溶液不可太浓，以免超载而影响分离效果，样品和载样硅胶用量的比例一般是1:1。

四、硅胶柱色谱流动相选择

硅胶柱色谱的流动相也称为洗脱剂，洗脱剂的选择须根据被分离物质的性质来考虑。当被分离物质为弱极性成分时，一般选用弱极性溶剂作为洗脱剂；当被分离物质为极性成分时，则须选用极性溶剂作为洗脱剂。洗脱剂的选择是整个柱色谱分离操作中最困难之处，也是实验成功的最关键之处。硅胶柱色谱的洗脱剂常利用简便的硅胶薄层层析进行筛选，根据薄层层析分离结果，选择薄层层析分离效果最好的溶剂系统作为柱色谱的流动相。常见的选择程序是：将待分离样品配成浓度为 10 mg/mL 的溶液，点在 2.5 cm × 7.5 cm 的硅胶薄层层析板上，分别用不同的展开剂系统展开，选择使所需成分斑点展层后的 R_f 为 0.2～0.3 的展开剂系统为硅胶柱色谱的流动相。如果所需成分斑点展层后的 R_f 为 0.6，会因保留值太小，不容易在柱色谱上分开；如果所需成分斑点展层后的 R_f 小于 0.1，会因被固定相吸附太牢固而不易被洗脱。在分离天然药物的粗提物时，其成分往往都是未知的，此时，所选择的流动相系统应使提取物溶液中极性最小的成分展层后的 R_f 大约为 0.5，大部分成分的 R_f 为 0.2～0.3。

硅胶柱色谱流动相的选择除了考虑溶剂强度外，溶剂的价格、毒性、是否易除去等也是必须考虑的因素。通常优先选用最便宜、最安全、最环保的溶剂作为洗脱剂。

最常选用的溶剂系统是不同配比的石油醚－乙酸乙酯、氯仿－甲醇混合溶液。常用的柱色谱溶剂还有正己烷、乙醚、二氯甲烷、甲醇等。正己烷的缺点是价格昂贵；乙醚易燃、易挥发；二氯甲烷、甲醇有较大的毒性，使用时要在通风橱内进行操作，注意安全。

五、硅胶柱色谱洗脱方式

进行硅胶柱色谱时，常用两种不同极性的有机溶剂混合溶液进行洗脱。洗脱方式有两种：一种是等度洗脱，即使用选定的组成恒定的流动相进行洗脱，直到样品组分被完全洗出为止；另一种是梯度洗脱，即先用低极性有机溶剂洗脱，然后逐渐加大洗脱溶剂极性，直到化合物全部被洗脱下为止。在洗脱时，小极性的化合物先被洗脱下来，随着洗脱溶剂极性逐渐加大，洗脱能力增强，大极性化合物逐渐被洗脱。洗脱过程中应勿使溶剂极性剧变，以免产生气泡或导致吸附剂断层。

样品粗分时，一般以石油醚－乙酸乙酯或乙酸乙酯－乙醇体系作为梯度洗脱溶剂系统。先用石油醚开始洗脱，再按一定比例逐渐加入乙酸乙酯，增大洗脱剂极性，直至达到 100% 的乙酸乙酯，然后再加入乙酸乙酯－乙醇体系，并逐渐增加乙醇浓度直到用纯乙醇洗脱。所设洗脱梯度间隔可根据组分的情况而定，组分复杂时所设洗脱梯度斜率应较小。

另外，在整个洗脱过程中，注意不能干柱；在目标组分未被完全洗脱之前，也尽量不要终止洗脱，以免前功尽弃。

六、硅胶柱色谱样品收集及分离结果检测

（一）样品收集

硅胶柱层析时，要分段收集柱底流出的洗脱液。收集馏分的器皿大小要根据固定相的多少而定，待分离的样品量大，色谱柱大，固定相就多，收集馏分的溶剂量也多，一

般每个柱容量收集 3 份馏分。增加收集密度，减小每馏分收集体积，分离效果可能会更好。如果每馏分收集体积过大，会使分离效果变差，但馏分收集密度太密，收集馏分的数量增加，会使工作量增大。

（二）分离结果检测

硅胶柱色谱分离结果的检测有以下几种方法：

（1）用肉眼观测：如果被分离的化合物本身是有颜色的化合物，分离过程中可以简单地根据色带来检测分离结果。

（2）薄层层析法：是最常用的方法，在通常情况下，大多数天然药物的活性成分都没有颜色，需用硅胶薄层层析技术对柱层析的分离结果进行检测。常见的做法是，将柱层析洗脱收集的馏分按顺序编号，用点样毛细管按顺序从每一馏分中取少量的洗脱液（大约 5 μL），分别点在薄层层析板上，展板，显色，计算 R_f。在编号相邻的馏分中，若含有 R_f 相同的斑点，可认为其含有相同的活性成分；将含有相同活性成分的馏分合并，用干净的圆底烧瓶浓缩之后，有可能得到纯的组分，最后进行结构测定，或者做进一步的药理学研究。

（3）紫外线在线检测：是最方便的方法，在条件允许时，可在色谱柱的出口端至馏分收集之间，接一个紫外线检测器，利用大多数天然产物都有紫外吸收的特性，在进行柱层析洗脱的同时进行紫外线在线检测，然后根据色谱馏出曲线进行分离效果分析，将同一个色谱峰下的馏分合并，浓缩，进行纯度分析，即可得到产品。这种紫外线在线检测的方法具有速度快、分离结果直观的优点。但需要注意的是，必须用专门为柱色谱分离设计的紫外检测器，不能使用分析型的紫外检测器。

需要强调的是，柱层析分离使用了大量的溶剂，溶剂中的杂质会累积到产品中。进行粗分时，对溶剂的要求不高，但对活性成分进行精制分离时，分离过程中使用的溶剂要有较高纯度，或者在使用前进行分馏精制，除去溶剂中的杂质。

第五节 其他色谱技术简介

一、高效液相色谱技术简介

高效液相色谱技术是 20 世纪 80 年代开始用于化合物分离分析的新兴柱色谱技术。高效液相色谱技术在经典液相色谱理论基础之上结合了气相色谱的优点：色谱柱采用细颗粒、耐压填料，特别是键合固定相等高效填料；流动相采用高压、高精密度流量和耐腐蚀高压泵输送，加快了传质过程，并克服了细填料带来的流速慢的缺点，实现了高效、快速分离；分离分析结果采用高灵敏度连续检测系统，实现了高效、高速、高灵敏度和定量准确。这些技术的应用使高效液相色谱技术成为现代色谱法中最重要和应用最广泛的色谱技术。

高效液相色谱和经典液相色谱的主要差别在于分离效率不同及是否实现分离分析一体化。具体来说，二者在固定相性质、形状及粒度，输液设备和检测手段等方面有较大的差异：① 经典液相色谱的填料颗粒粒径大于 100 μm，形状不规则，粒度范围宽，因而存在分离效果差的缺陷；高效液相色谱柱中所使用的固定相颗粒非常小，颗粒粒径为 3～10 μm，粒度分布范围窄且为均匀球形，可使柱床结构均匀，加之高效液相色谱柱由机器填充，柱床结构均匀、紧密，有很高的柱效，对化合物的分离性能高，重现性好。② 经典液相色谱一般是依靠重力让流动相溶剂流下，分离速度慢，分离时间长；高效液相色谱因固定相颗粒度细造成柱阻力增加，为克服柱阻力采用高压输液泵输液，使流动相流速加快，可达 1～30 mL/min，从而减小了传质阻力，分离速度大大提高，完成一次分离所需的时间仅十几分钟。③ 经典液相色谱的分离和检测过程一般是独立的；高效液相色谱系统配备各种同步检测器，将柱分离技术与光学检测器联用，可以同时完成分离和分析操作，数据处理及记录管理等采用全电脑程序控制。因此，高效液相色谱与经典液相色谱相比具有高精度、高分辨率、高重现性等优点。此外，经典液相色谱柱为一次性色谱柱，而高效液相色谱柱可以反复使用。总之，高效液相色谱与经典液相色谱相比不仅更方便，而且对操作者的依赖性更小。

高效液相色谱示意见图 2-7，整套设备主要由高压输液系统、进样系统、层析系统、检测系统和数据处理系统组成。

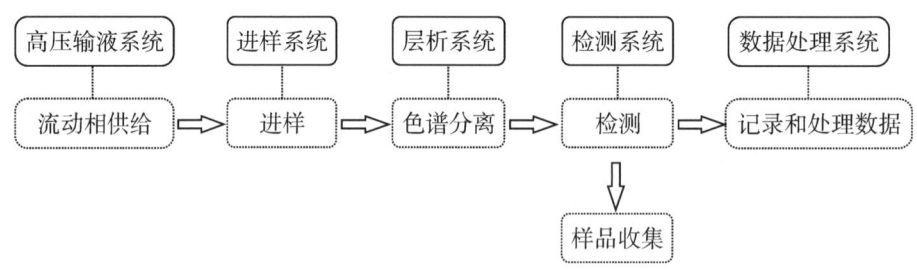

图 2-7　高效液相色谱示意

在进行色谱分离时，样品由进样系统注入，经色谱系统分离，检测系统进行检测，最后由数据处理系统记录、处理分离结果，整个过程由电脑程序控制。高压输液系统由一台或两台高压泵组成，可以高精度地输送流动相，输出压力最高可达 800 kg/cm^2，流量恒定，无脉动，压力调节范围大。流动相梯度一般由两台高压泵控制，梯度变化敏感，溶剂配比精确，滞后体积小。进样可采用微量注射器，也可用仪器配备的手动进样器或电子全自动进样器，进样的体积可以固定也可以变化，进样操作不需要中断流速，通过转动进样器的把柄即可直接将样品加至色谱柱柱头。高效液相色谱柱大部分采用优质不锈钢管，色谱柱的内径决定了分离检测的灵敏度和样品的容量，内径大，相应可处理的样品量增加。分析用色谱柱内径一般为 1～5 mm。柱长也与分离度、检测的灵敏度、样品的容量有关。柱长增加，分离度提高，理论塔板数增加，样品的处理量也增加；但柱长增加，阻力增加，分离速度会减小。为了得到最高的分离效率，柱长、柱内径、填充剂直径三者之间应满足以下关系：
$$d_c = (2.4 d_p L)^{1/2} \tag{2-43}$$
式中：d_c 为柱的内径；d_p 为填充剂的直径；L 为柱长。

高效液相色谱柱根据柱内填充剂的不同，可分为四种基本类型：① 固液吸附色谱。固定相为氧化铝、硅胶或聚酰胺等吸附剂，流动相分为底剂和洗脱剂两类，它们所起作用各不相同，底剂决定基本色谱的分离作用，洗脱剂作用为调节试样组分的滞留时间，并对试样中某几种组分具有选择性作用。流动相中底剂与洗脱剂成分的组合和选择，直接影响色谱的分离情况，一般底剂为极性较低的溶剂，如正己烷、环己烷、戊烷、石油醚等，洗脱剂则根据试样性质选用针对性溶剂，如醚、酯、酮、醇和酸等。② 液-液分配反相色谱。固定相为化学键合相，还可应用添加离子对试剂、离子抑制等方法分析离子型化合物，常用的流动相为水、甲醇、乙腈等溶剂，组分洗脱次序一般为反相，即极性高的化合物先被洗脱。③ 基于分子在溶液中体积大小进行分离的凝胶色谱。④ 离子交换色谱。

高效液相色谱柱的种类极多，用途广泛，在天然产物的分离纯化中，最常用的高效液相色谱柱以 C_8、C_{18}、胺基等基团与硅胶键合的化学键合相为填充固定相。作为化学键合相基质的硅胶为大孔径硅胶，可分离高分子量的化合物，传质速度增加。化学键合相含碳量高即硅胶基质上有机基团多，有利于不易保留的化合物的分离以及改善极性化合物的拖尾；化学键合相含碳量低有利于分析中性及碱性化合物。高效液相色谱柱质量好的重要标志是硅胶基质上重金属含量低，硅醇基活性小，拖尾减小。硅胶填料稳定的 pH 范围为 2～8，在此 pH 范围内使用时，填料水解稳定性好，重现性好。当 pH 小于 2 时，化学键合相会发生水解。高效液相色谱柱可反复使用。

高效液相色谱仪最常用的检测系统是紫外检测系统，其用于常见的含有不饱和结构的化合物的分离检测，灵敏度较高。另外，折光指数检测器用于凝胶过滤等分离大分子多糖类化合物的排阻色谱。荧光检测器、电化学检测器等也是高效液相色谱常用的检测器，近几年还出现了高效液相色谱技术和质谱、核磁共振波谱技术等联用技术，给天然产物的分离鉴定带来极大的方便。

高效液相色谱在天然产物的分离中有着极广泛的应用，常用来分离各种中、低分子量的天然产物，以及糖类、蛋白质、酶、多肽、核酸及其降解产物等。

二、高速逆流色谱技术简介

高速逆流色谱技术是一种无载体液-液分配层析技术，是现代色谱技术领域的一个新分支。与经典无载体液-液分配层析技术——逆流分溶法及液滴逆流色谱法不同，高速逆流色谱技术具有连续、自动、分辨率高、分离效率高、重现性好、耗时少等优点。与高效液相色谱技术相比，高速逆流色谱技术固定相不需要支持载体，消除了载体对样品的吸附污染，以及载体诱导样品所产生的变性、异构化等缺点，具有极高的样品回收率；载样能力极强，载样量可在几毫克至几十克之间，所得到的样品纯度高，非常适合于制备量级的分离纯化工作。高速逆流色谱技术还具有上机分离前样品无须粗分，可直接与提取结合，对含有微粒的细胞、细胞类脂质的悬浮溶液样品也能直接上机分离等优点，这些都是高效液相色谱技术所望尘莫及的。

高速逆流色谱法是基于一个有趣的流体力学现象被发现的，即不相混溶的两相溶剂在绕成螺旋形的小孔径管子里旋转时会产生分段割据，并能实现两溶剂相之间的逆向对流。螺旋管在旋转时产生一个阿基米德螺线力，这个力会使管内的所有物体朝螺旋管的一端移动。若在螺旋管内充入两种互不相溶的溶剂，分别占据螺旋管的两端，在螺旋管旋转时，这两种溶剂相便会穿过界面产生逆向流动；这种两相间的逆流过程会一直进行，直至建立起稳定的流体动力学平衡。达到平衡时，在管内出现两相交替分段的均衡分布现象，如果其中任意一相的任意超量进入此平衡体系，该相必定会产生一种穿越另一相的流动，流向螺旋管的另一端，而另一相则显得相对不动，保留在螺旋管内。基于这一原理，液-液萃取过程被设计成为连续高效的分离化合物的工具，形成专门的层析技术。

高速逆流色谱仪的层析管是一条长达100多米的聚四氟乙烯软管，该软管绕成螺旋状，被齿轮固定，软管以固定齿轮为中心，进行行星式运动，即螺旋状软管自身旋转，同时又绕齿轮公转。层析时取两种互相饱和的互不相溶的两相溶液之中的任意一相充满软管，另一相溶解样品，在旋转状态下由恒流泵泵入软管中，这时样品就在这一对互不相溶的两相溶剂中分配、传递，各组分依各自在两相溶剂中的分配系数的差异实现分离。在分离的过程中，两个互不相溶的相被离心力剧烈地振摇，分散成微粒，互相穿透，互相平衡。因此，在高速逆流色谱过程中，这种液-液萃取过程是连续的、高效率的，理论塔板数可高达几千，分离效果大大改善。

高速逆流色谱的载样量高，由于没有固体载体，整个聚四氟乙烯软管空间都是有效分离空间，载样量由软管体积决定。例如，用于制备型色谱的最大的软管容积为530 mL时，粗品最大进样量可达20 g；用于分析型色谱的最小的软管容积为8 mL时，载样量为几十微克，可用作分析鉴定。螺旋管转速也是可调节的，最高转速可达4 000 r/min。

高速逆流色谱仪可连接高灵敏度的紫外检测仪、自动样品收集装置、自动记录装置，提高了层析分离的精度和方便性。

高速逆流色谱本质上是一种无载体支持的液-液分配色谱，互不相溶两相溶剂体系的选择是样品能否分开的关键因素。关于溶剂体系的选择，目前虽尚无可用以指导实践的完善的理论模式，但为了保证良好的分离效果，必须符合以下要求：① 为了保证层析过程中固定相有一定的保留值，两相溶剂必须要能迅速分层，不能乳化，分层时间必须小于30 s；② 目标样品在所选的溶剂体系中要有合适的分配系数，一般分配系数要求在0.65~1.5之间；③ 两相溶剂的体积大致相等，避免浪费溶剂；④ 尽量采用挥发性溶剂，以方便后续处理，利于物质纯化。

高速逆流色谱的溶剂系统可以通过薄层层析或高效液相色谱测定组分的分配系数来确定。通过加入第三种中介溶剂可以调节目标化合物在两相溶剂中的分配比，一般而言，若中介溶剂易溶于上相，可增大目标化合物在上相中的溶解度；若中介溶剂易溶于下相，可增加目标化合物在下相中的溶解度。常用的溶剂体系有小极性溶剂体系如己烷-甲醇-水体系，乙醚、甲醇或乙腈作为调节溶剂；中等极性的溶剂体系如乙酸乙酯-甲醇-水体系、氯仿-甲醇-水体系；大极性的溶剂体系如正丁醇-水体系。在需要加大体系的极性时，还可用挥发性的盐类或酸类作为调节剂。高速逆流色谱作为一种新兴的技术，在材料、生物医学、生命科学、农业、中药标准化等多个领域中有广泛应用。

下 编
天然药物化学实验

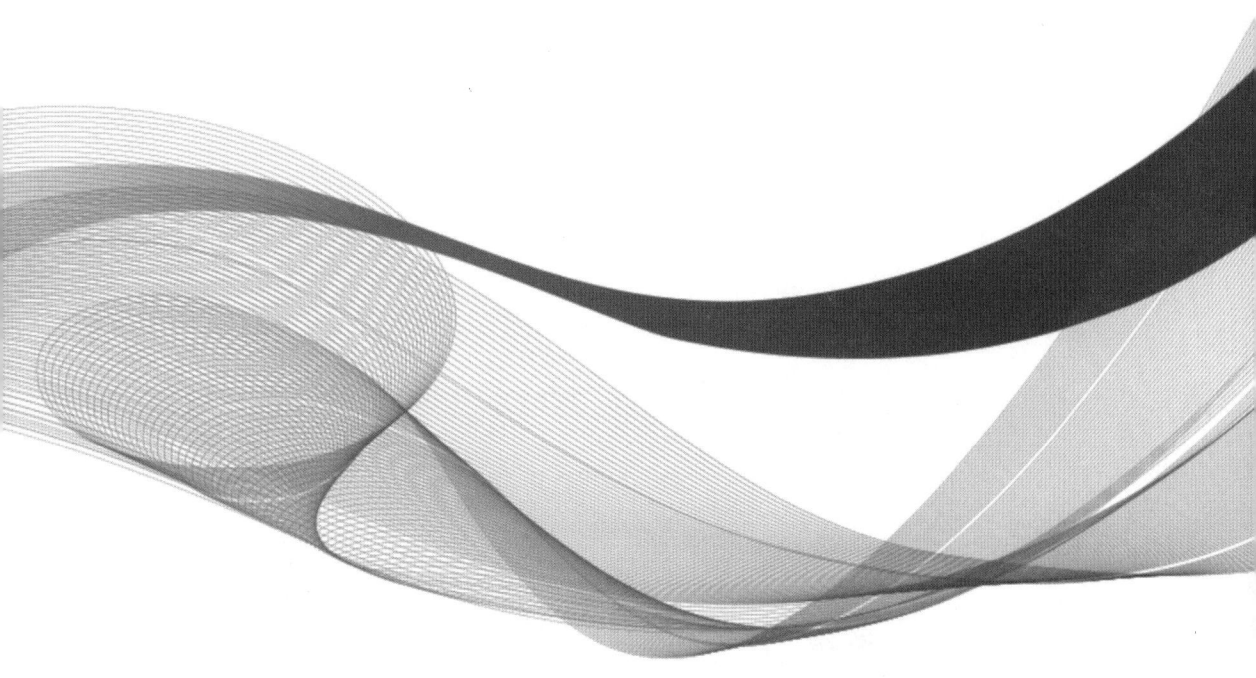

第三章　天然药物化学实验室注意事项

一、实验室规则

（1）实验前应认真预习，明确实验目的和要求，清楚实验的操作步骤、方法和基本原理。做好计划，做到心中有数。在不清楚实验目的及实验步骤之前，切勿开始做任何实验。

（2）实验时要保持桌面、仪器、水槽、通风橱、地面等整洁与干净。不能将任何固体物质投入水槽中，废纸、废屑应投入废纸箱内，废液应倒入废液桶内。切勿将可燃或易挥发性溶剂倒入水槽。

（3）要在指定地点使用公用仪器和试剂（如打孔机、显色剂等），不能随意挪动公用仪器和试剂。

（4）实验时尽量不擅自离开岗位，要认真做好实验记录。

（5）实验室内严禁吸烟、饮食。严禁穿露脚趾的鞋、短裤进入实验室。

（6）实验完毕，离开实验室时，每组应整理好本组的仪器、桌面和通风橱等，值日生应打扫实验室卫生，关闭水、电、气和门窗。

二、实验室安全守则

在天然药物化学实验中，常使用甲醇、乙醇、乙醚、石油醚等易挥发、易燃烧的危险化学品及易碎的玻璃仪器，若操作不慎，很容易发生事故。常见的事故有火灾、爆炸、外伤、中毒等。为防止事故的发生，必须随时注意以下几点：

（1）实验开始前，应检查仪器是否完整无损，装置是否规范。回流蒸馏时，应检查冷凝水是否畅通，干燥管是否阻塞。若在常压下进行蒸馏或回流，仪器装置必须与大气相通，不能密闭（若密闭加热可导致容器内的压力增加，从而引起装置爆裂，特别是使用明火时，装置中的可燃液体就会着火）。

（2）回流或蒸馏低沸点易燃液体时，瓶内的液体不能超过烧瓶容量的 2/3；不得使用明火加热，最好使用水浴加热或电热套；为防止暴沸，液体内要加入沸石或瓷片。若在加热过程中发现未加入沸石，不得立即揭开瓶盖补放沸石，而应停止加热，待液体冷却后再加入沸石。另外，加热过程中不得加入活性炭脱色，否则也容易引起暴沸。用于减压蒸馏的玻璃仪器质量要可靠，最好用圆底烧瓶，以防止因机械强度不够，引起爆炸。

（3）蒸馏、回流易燃、易挥发、有毒的溶剂时，仪器装置切勿漏气，冷凝管流出液应用弯接管导至接收瓶中，余气应用橡皮管排放至通风橱内。

（4）加压柱层析时，层析柱及储液瓶要求机械性能高，连接处安装牢固，并注意控制压力，以防装置炸裂。

（5）使用电气设备（如电烘箱、电冰箱、真空泵、离心机等）及各种分析仪器时，一定要清楚电路及操作规程。

一旦实验室发生火灾事故，应保持镇静，切勿惊慌失措，并立即采取有效的应急措施，以减少事故的损失。首先要立即断绝火源（如电源、煤油炉、煤气等），并移开附近的易燃物。少量溶剂（几毫升）着火，可任其烧完。三角瓶内溶剂着火可用石棉网或湿布盖熄。小火可用湿布或黄沙盖熄。火较大时，应根据具体情况采用下列灭火器材：

A. 泡沫灭火器：内部分别装有碳酸氢钠溶液和硫酸铝溶液，使用时将筒倒置，两种溶液立即反应生成硫酸氢钠、氢氧化铝及大量的二氧化碳。灭火器筒内压力突然增大，大量的二氧化碳泡沫喷出，即可灭火。泡沫灭火器主要用于扑灭各种油类火灾，如汽油、苯等起火。

B. 二氧化碳灭火器：是实验室中最常用的一种灭火器，它的钢筒内装有压缩的液态二氧化碳，使用时打开开关，二氧化碳气体即会喷出，其常被用来扑灭有机物及电器设备着火。使用时应注意，不能直接用手抓喇叭筒外壁或金属边线管，防止被冻伤。

无论使用何种灭火器，皆应从火的四周开始向中心扑灭。油和有机溶剂着火时绝不能用水浇，因为这样反而会使火焰蔓延。

若衣服着火，切勿奔跑，应立即脱下衣服或用厚的外衣包裹使其熄灭。火势较大时，应躺在地上打滚（以免火焰烧向头部），并就近用冲淋装置浇灭。

三、急救常识

（1）割伤：若为一般轻伤，应及时挤出污血，然后用已消毒的镊子取出玻璃碎片，再用蒸馏水清洗伤口，最后用碘酒消毒后包扎；若为大伤口，应立即用绷带于近心端扎紧，防止伤口出血过多，并立即就医。

（2）火伤：轻伤，在创伤处涂甘油或凡士林；重伤，立即送医院。

（3）灼伤：酸液或碱液灼伤皮肤时，首先用大量流水冲洗。若为酸液灼伤，再用5%碳酸氢钠溶液清洗；若为碱液灼伤，则用1%醋酸清洗。最后用水冲洗，并在创伤处涂上油膏凡士林，若有水疱出现，应涂上紫药水。当酸液或碱液溅入眼睛时，应立即抹去溅在眼睛外面的酸液或碱液，然后用大量水冲洗。若酸液溅入眼睛，再用1%的碳酸氢钠溶液冲洗；若碱液溅入眼睛，则用1%的硼酸溶液冲洗。最后用水冲洗后，滴入蓖麻油。各实验室应配备洗眼器。

（4）酸液或碱液洒在衣服上，先用水冲洗。若为酸液，再用稀氨水洗涤；若为碱液，则用10%的醋酸溶液洗涤。然后用氢氧化铵中和多余的醋酸，最后用水洗涤。

（5）酸液洒在地板上，先撒石灰粉，再用水冲洗。

上述各种急救方法，仅为暂时减轻疼痛的措施。在急救之后，伤情严重者，应及时就医。

第四章 天然药物化学实验

实验一 硅胶薄层层析板制备

一、实验目的

(1) 学习并掌握薄层层析板的湿法制板方法。
(2) 学习并掌握酸、碱薄层层析板的制板方法。
(3) 学习并掌握制备型薄层层析板的制板方法。
(4) 了解薄层色谱的干法制板原理及应用。

二、实验原理

薄层色谱是将吸附剂均匀铺在一块玻璃板或塑料板上形成薄层,在此薄层上进行分离的色谱操作。硅胶吸附薄层色谱是天然药物化学实验中应用最广泛的一种薄层层析技术,有快速、操作简便、微量、分离度高、一次可以处理多个样品等优点。无论样品分离前的柱色谱条件探索,还是样品纯度检验或纯样品制备都会用到硅胶薄层层析技术。

薄层层析板的制备方法有干法制板和湿法制板两种,干法制板为软板,湿法制板为硬板。薄层色谱的分辨率与层析板吸附剂层的致密程度有关,吸附剂层越致密,色谱分辨率越高。本实验采用添加粘合剂羧甲基纤维素钠(CMC-Na)制板,可获得平整、厚薄均匀、吸附层致密不开裂的薄层层析板。

CMC-Na 由一氯乙酸与天然纤维素反应而得,是一种水溶性纤维素醚,无臭、无味、无毒、不易燃、不霉变,分子呈线性结构,在较低浓度就能够形成高粘度水溶液,具有良好的增稠、粘合、乳化、稳定、成膜、保湿、赋形、悬浮、抗酶等性能。本实验借助 CMC-Na 的粘合作用力,使吸附剂在玻璃片上形成坚固的薄层。

硅胶薄层层析板有弱酸性,对生物碱类化合物进行层析分离时会产生较严重的拖尾现象,在制板时,应采用含 0.5%~1.0% NaOH 的 CMC-Na 水溶液,制成含碱的硅胶薄层层析板,可改善生物碱类化合物的层析分离效果。

用作分离制备的薄层层析板常有较大的面积和厚度,其目的是获得较大的载样量。

三、实验材料与仪器

薄层层析用硅胶（硅胶 G 或硅胶 H 或硅胶 HF_{254}）、CMC-Na 溶液（0.5%～1.0%）、10% NaOH 溶液、2.5 cm × 7.5 cm 玻璃板（可用载玻片替代）30 块、5 cm × 20 cm 玻璃板 1 块、20 cm × 20 cm 玻璃板 1 块、烧杯、点样毛细管、层析用氧化铝（中性）、东莨菪碱、氯仿、丙酮、无水乙醇。

四、实验内容

（一）配制 CMC-Na 溶液（0.5%～1.0%）

称取 CMC-Na（按浓度为 0.5%～1.0% 计）适量，加入适量水，搅拌后室温下静置 1 周以上，使用时取上层澄清溶液（该溶液在室温下可存放 6～12 个月）。用预先配制好经充分静置的 CMC-Na 溶液制备的薄层板表面较为细腻平滑。

（二）分析型薄层层析板制备

（1）实验器材准备：将实验所需的器皿洗净；载玻片洗净，烘干。

（2）湿法铺板制备：称取硅胶 G（也可用硅胶 H 或硅胶 HF_{254}）15 g，加入 0.5% CMC-Na 水溶液约 45 mL，在烧杯中搅拌成糊状；用药匙勺取适量调制好的硅胶均匀地涂布在 2.5 cm × 7.5 cm 载玻片上，形成 0.2～0.5 mm 厚的涂层，室温下置于桌面，使其自然风干，制成大约 27 块硅胶薄层层析板；将晾干后的薄层层析板置于 110 ℃ 的烘箱中活化约 30 min，取出，保存在氯化钙干燥器中备用。

（3）湿法铺板制备含 0.5% NaOH 硅胶薄层层析板：取上述步骤（2）中的硅胶 CMC-Na 糊状液约 5 mL，滴加 2 滴 10% NaOH 溶液，混匀，使其成为含 0.5% NaOH 的硅胶 CMC-Na 糊状液；用药匙勺取适量该糊状液均匀地涂布在 2.5 cm×7.5 cm 载玻片上，可制成 3 块含 0.5% NaOH 硅胶薄层层析板，室温下置于桌面，使其自然风干（注：在板后用铅笔做好记号）；将晾干后的薄层层析板置于 110 ℃ 的烘箱中活化约 30 min，取出，保存在氯化钙干燥器中，留作生物碱的薄层层析用。

注：需大量制备含碱硅胶薄层层析板时，可用 1% NaOH 直接稀释 CMC-Na 溶液，然后再与硅胶混匀。

（三）制备型薄层层析板的制备

（1）将 20 cm × 20 cm 玻璃板洗净、烘干。

（2）称取硅胶 G（也可用硅胶 H 或硅胶 HF_{254}）40 g，加入 0.5% CMC-Na 水溶液约 95 mL，在烧杯中搅拌混匀成糊状；将调制好的硅胶倒在洗净后烘干的 20 cm×20 cm 玻璃板上，使之自然分散涂布，略微敲打振动玻璃板，使硅胶表面平整，室温下放置，使其彻底自然风干，即制成制备型硅胶薄层层析板；将晾干后的薄层层析板于 110 ℃ 的烘箱中活化约 30 min，取出，置于氯化钙干燥器中备用。

五、选做实验

（一）干法制板

取 150～200 目的色谱用中性氧化铝适量，散布在 5 cm × 10 cm 的玻璃板上，用一根玻璃棒匀速地从一端向另一端推进，使吸附剂均匀地在玻璃板上铺成厚约 0.25 mm 的薄层（薄层的厚度取决于推棒下层的塑料圈的厚度），即制成一块 5 cm × 10 cm 薄层板。

（二）薄层层析应用

（1）点样：取管口平整的毛细管吸取东莨菪碱氯仿溶液，点在上述制好的薄层板上，点的直径一般为 2～3 mm，样品点在离薄层一端为 1 cm 左右的起始线上，两侧要离板的边缘 1.0～1.5 cm。

（2）展开：点样完毕，待溶剂挥发干后，用展开剂氯仿 - 丙酮 - 无水乙醇（8∶2∶0.5）展开。其方法是将薄层板斜放在盛有展开剂的扁平型层析槽内，使点有样品的一端浸入溶剂中，深达 0.5 cm 左右，切勿使溶剂浸没样品原点，垫起薄层板另一端，使薄层板与液面成 15°左右夹角，盖好层析槽盖，当溶剂前沿达到距薄层板的另一端 1 cm 左右时，即可取出薄层板，标出溶剂前沿位置。

（3）显色：取出薄层板，立即喷洒改良碘化钾试剂，使其显色，计算样品点的 R_f 值：

$$R_f = \frac{展开后,起始线至斑点中心的距离}{展开后,起始线至溶剂前沿的距离} \tag{4-1}$$

六、实验说明及注意事项

（1）制薄层板用的玻璃板应干燥、清洁。

（2）干法制板时，推棒用力要均匀，中间不要停顿，否则容易导致制成的薄层厚度不均匀。

（3）点样时，样品浓度不要太大，点样量也不要太多，否则斑点容易拖尾。若样品浓度太低，可待第一次点样溶剂挥干后再进行第二次点样。

（4）将薄层板放于层析槽内时，注意切不可将原点浸入溶剂中。

（5）干法制备的薄层软板，在层析结束取出薄层板后，要立即喷洒显色剂，否则溶剂挥干后再喷显色剂会吹散吸附剂。但湿法制备的硬板就不必如此，反而要求将展开剂挥干后再喷显色剂，以免展开溶剂影响显色。

（6）湿法制备的硬板活化温度和时间可依需要调整。一般检识水溶性成分或一些大极性成分所用的薄层板在空气中自然干燥后即可使用。

实验二 槐花米中芦丁的提取、精制及鉴定

背景知识

芦丁（rutin）亦称芸香苷，广泛存在于植物界，已发现含芦丁的植物至少超70种，其中槐花米、荞麦叶、蒲公英和烟叶中芦丁的含量较高。芦丁属维生素P，可作为治疗毛细血管脆弱引起的出血症和高血压的辅助治疗剂，还可作为原料，制造槲皮素（quercetin）、羧乙基槲皮素、羧乙基芦丁、二羧丙基芦丁、β-乙基吗啉芦丁、6-二乙胺基芦丁等。

本实验以槐花米作为提取芦丁的原料。槐花米为豆科（Fabaceae）植物槐［*Styphnolobium japonicum*（L.）Schott］的未开放花蕾，其中芦丁含量高达23.5%，槐花开放后其含量降至13.0%。槐花米中除含有芦丁外，还含有槲皮素、山奈酚（kaempferol）、山奈酚-3-*O*-芸香糖苷（kaempferol 3-*O*-rutinoside）及槐花米甲、乙、丙素（sophorins A、B、C）等。另外，干燥花蕾中的皂苷类物质经酸水解后可分离得到白桦脂醇（betulin）和槐二醇（sophoradiol）。

槐花米主要成分芦丁和槲皮素的结构见图4-1。

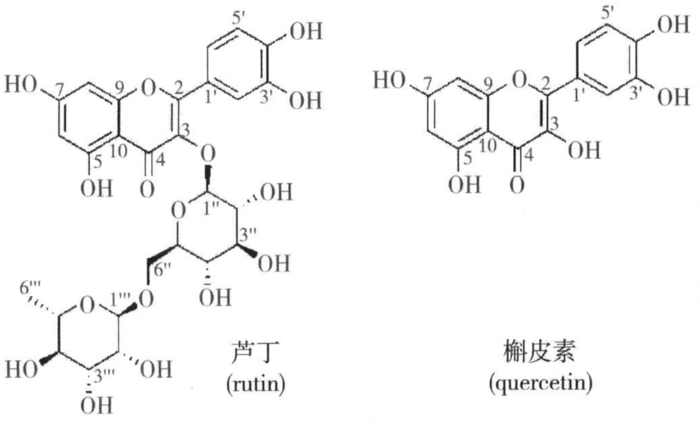

图4-1 芦丁和槲皮素的结构

芦丁和槲皮素的部分物理化学常数如下：

1. 芦丁

淡黄色粉末或针晶，熔点（m.p.）176～178 ℃，无水物 m.p. 190 ℃（不完全），214～215 ℃发泡分解。

溶解度：1 g∶8 000 mL 冷水，1 g∶200 mL 沸水，1 g∶300 mL 冷乙醇，1 g∶30 mL 热乙醇，1 g∶7 mL 沸甲醇；溶于吡啶、甲酰胺和碱液，微溶于丙酮、乙酸乙酯，不溶

于氯仿、二硫化碳、乙醚、苯和石油醚。

UV λ_{max}（nm）：259，266（sh），299（sh），359。

IR ν_{max} cm^{-1}：3386，2931，1656，1606，1502，1446，1360，1302，1203，1064。

^{1}H NMR (400 MHz, CD$_3$OD) δ_H：6.21（1H，d，$J=2.0$ Hz，H-6），6.40（1H，d，$J=2.0$ Hz，H-8），7.66（1H，d，$J=2.1$ Hz，H-2′），6.87（1H，d，$J=8.5$ Hz，H-5′），7.62（1H，dd，$J=8.5$，2.1 Hz，H-5′），5.10（1H，d，$J=7.7$ Hz，H-1″），3.46（1H，dd，$J=8.9$，7.7 Hz，H-2″），3.40（1H，t，$J=8.9$ Hz，H-3″），3.26（1H，t，$J=8.9$ Hz，H-4″），3.32（1H，ddd，$J=8.9$，6.1，1.2 Hz，H-5″），3.80（1H，dd，$J=11.0$，1.2 Hz，H-6a″），3.38（1H，dd，$J=11.0$，6.1 Hz，H-6b″），4.51（1H，d，$J=1.5$ Hz，H-1‴），3.62（1H，dd，$J=3.4$，1.5 Hz，H-2‴），3.53（1H，dd，$J=9.6$，3.4 Hz，H-3‴），3.27（1H，t，$J=9.6$ Hz，H-4‴），3.44（1H，dq，$J=9.6$，6.2 Hz，H-5‴），1.11（3H，d，$J=6.2$ Hz，H-6‴）。

^{13}C NMR (100 MHz, CD$_3$OD) δ_C：158.5（C，C-2），135.6（C，C-3），179.4（C，C-4），163.0（C，C-5），100.0（CH，C-6），166.0（C，C-7），94.9（CH，C-8），159.4（C，C-9），105.7（C，C-10），123.2（C，C-1′），117.7（CH，C-2′），145.8（C，C-3′），149.8（C，C-4′），116.1（CH，C-5′），123.6（CH，C-6′），104.7（CH，C-1″），75.7（CH，C-2″），78.2（CH，C-3″），71.4（CH，C-4″），77.3（CH，C-5″），68.6（CH$_2$，C-6″），102.4（CH，C-1‴），72.1（CH，C-2‴），72.3（CH，C-3‴），73.9（CH，C-4‴），69.7（CH，C-5‴），17.9（CH$_3$，C-6‴）。

2. 槲皮素

槲皮素为芦丁的苷元，含2分子结晶水为黄色针晶（稀乙醇），m.p.313～314 ℃，无水物 m.p.316 ℃。

溶解度：1 g：290 mL 冷乙醇，1 g：23 mL 沸乙醇；可溶于甲醇、乙酸乙酯、冰醋酸、吡啶等，不溶于石油醚、苯、氯仿、乙醚等，几乎不溶于水。

UV λ_{max}（nm）：258，375。

IR ν_{max} cm^{-1}：3346，1670，1614，1511，1428，1363，1311，1211。

^{1}H NMR (400 MHz, CD$_3$OD) δ_H：6.27（1H，d，$J=2.0$ Hz，H-6），6.47（1H，d，$J=2.0$ Hz，H-8），7.82（1H，d，$J=2.1$ Hz，H-2′），6.97（1H，d，$J=8.5$ Hz，H-5′），7.72（1H，dd，$J=8.5$，2.1 Hz，H-5′）。

^{13}C NMR (100 MHz, CD$_3$OD) δ_C：148.0（C，C-2），137.2（C，C-3），177.3（C，C-4），162.5（C，C-5），99.3（CH，C-6），165.3（C，C-7），94.4（CH，C-8），158.2（C，C-9），104.5（C，C-10），124.2（C，C-1′），116.0（CH，C-2′），148.8（C，C-3′），146.2（C，C-4′），116.2（CH，C-5′），121.7（CH，C-6′）。

一、实验目的

（1）掌握酸碱法提取黄酮苷类化合物的原理和方法。

（2）熟悉重结晶技术。

(3) 掌握苷水解、薄层层析等方法在化合物鉴定上的应用。
(4) 认识微波提取的利弊。
(5) 通过紫外吸收光谱和核磁共振（Nuclear Magnetic Resonance，NMR）图谱解析，了解紫外光谱和核磁共振方法在黄酮类化合物结构鉴定中的应用。

二、实验原理

芦丁分子中有较多酚羟基，具弱酸性，易溶于热碱水中，酸化后又会析出，因此可以用碱溶酸沉的方法提取芦丁；又可以利用芦丁在冷水和热水中溶解度相差较大的特性进行重结晶精制。

本实验提取过程提供了两种加热方式：一种是水煎煮方式，另一种是微波加热方式。实验者可任选一种方式进行实验。

三、实验材料与仪器

（一）实验材料

槐花米、石灰乳（或石灰水）、浓盐酸、pH 试纸、2% 硫酸溶液、芦丁标准品、槲皮素标准品、石油醚、乙酸乙酯、甲酸、乙醇、甲醇、氘代甲醇等。

（二）实验仪器

(1) 微波加热方式实验仪器：家用微波炉、1 000 mL 烧杯、抽滤瓶、布氏漏斗、玻璃漏斗、循环水泵、500 mL 三角锥瓶、层析缸、硅胶 G 板（2.5 cm×7.5 cm）。

(2) 水煎煮加热方式实验仪器：500 mL 烧杯、抽滤瓶、布氏漏斗、玻璃漏斗、250 mL 圆底烧瓶、冷凝管、电热套、循环水泵、试管、层析缸、硅胶 G 板（2.5 cm×7.5 cm）。

四、实验内容

（一）槐花米中芦丁的提取

以下提取操作分别按微波加热法和水煎煮法列出操作程序，实验者可任选一种方式进行实验。

1. 微波加热法提取槐花米中的芦丁

将槐花米粉碎，称取 20 g，放入 1 000 mL 烧杯中，加入 200 mL 水，加石灰乳搅拌调节 pH 至 8~9，用保鲜膜封口，将膜在杯壁上贴紧，置于家用微波炉中，以微波加热方式提取。微波时间及微波功率按放入的样品体积设定：

200 mL（1 份样品）：微波加热 8 min，输出功率设置在 70%。

400 mL（2 份样品）：微波加热 8 min，输出功率设置在 100%。

600 mL（3 份样品）：微波加热 10 min，输出功率设置在 100%。

取出样品，短暂放置，趁热抽滤。滤液用浓盐酸调节 pH 至 4～5，在室温下放置 2 h 以上，待淡黄色固体充分析出，抽滤，并用少量蒸馏水洗涤沉淀，得到芦丁粗品。称重，计算提取率。

2. 水煎煮法提取槐花米中的芦丁

将槐花米粉碎，称取 20 g，置于 500 mL 烧杯中，加水 350 mL，加石灰乳搅拌调节 pH 至 8～9，加热微沸 30 min，趁热抽滤。滤液用浓盐酸调节 pH 至 4～5，在室温下放置 2 h 以上，待淡黄色固体充分析出，抽滤，并用少量蒸馏水洗涤沉淀，得到芦丁粗品。称重，计算提取率。

（二）芦丁精制品的制备

将芦丁粗品按 1 g：150 mL 比例悬浮于水中，加热煮沸 5 min 后，边煮沸边继续少量多次补充蒸馏水至溶液澄清，此时溶液中仍有不溶沉淀物，趁热滤出不溶物，充分静置，利用芦丁在冷水中溶解度小的性质析出结晶，过滤，干燥，即得到芦丁精制品。称重，计算回收率。

（三）槲皮素的制备

以下芦丁水解制备槲皮素的操作分别按微波加热法和回流法列出操作程序，实验者可任选一种方法继续实验。

1. 微波加热法酸水解芦丁制备槲皮素

称取芦丁精制品 1 g，在研钵里研细，置于 500 mL 锥形瓶中，加入 2% H_2SO_4 溶液 80 mL，用保鲜膜封口，将膜在瓶壁上贴紧，置于家用微波炉中；将微波输出功率调为 100%，微波加热 7 min，取出锥形瓶（注意用布包裹，以免烫伤），放置冷却，静置 30 min 以上，待黄色固体充分析出，抽滤，所得沉淀用蒸馏水洗至中性，得到槲皮素粗品。称重，计算回收率。

2. 回流法酸水解芦丁制备槲皮素

称取芦丁精制品 1 g，置于 250 mL 圆底烧瓶中，加入 2% H_2SO_4 溶液 100 mL，装上冷凝管，加热回馏 40 min，放置冷却，静置 30 min 以上，待黄色固体充分析出，抽滤，所得沉淀用少量水洗去酸，得到槲皮素粗品。称重，并计算回收率。

（四）槲皮素重结晶

将槲皮素粗品用 95% 乙醇（大约 12 mL）加热溶解，趁热过滤，除去不溶物，滤液加水至浓度为 50% 左右后静置，析出黄色针晶，过滤，收集产品，在 60～70 ℃ 温度下干燥至恒重，即得槲皮素精品。产品称重，计算苷元与糖的重量比。

(五) 芦丁、槲皮素鉴定

1. 芦丁和槲皮素的薄层层析鉴定

（1）样品溶液配制：分别取适量芦丁精制品、槲皮素精制品，配制成 3～5 mg/mL 的乙醇溶液。

（2）对照品溶液配制：分别取适量芦丁标准品、槲皮素标准品，配制成 3～5 mg/mL 乙醇溶液。

（3）槲皮素鉴定：用点样毛细管分别将槲皮素样品、槲皮素标准品溶液点在薄层层析板上，挥干溶剂，放入层析缸中，用展开剂展开，待展层完毕，取出薄层层析板，挥干溶剂后在碘缸中吸碘显色，进行定性和纯度鉴定。展开剂参考配比：石油醚－乙酸乙酯－甲酸（3:5:1）。

（4）芦丁鉴定：用点样毛细管分别将芦丁样品、芦丁标准品溶液点在薄层层析板上，挥干溶剂，放入层析缸中，用展开剂展开，待展层完毕，取出薄层层析板，挥干溶剂后在碘缸中吸碘显色，进行定性和纯度鉴定。芦丁展开剂配比选择提示：芦丁比槲皮素多了 2 个糖基，分子极性要大得多，所需展开剂的溶剂极性强度也要大，请参考槲皮素展开剂的溶剂极性强度，配制一个合适芦丁的展开剂。

显色剂还可选用 1% 氯化铁（$FeCl_3$）和 1% 铁氰化钾（$K_3[Fe(CN)_6]$）水溶液，应用时将其等体积混合。

2. 芦丁的紫外光谱解析——用氯化铝（$AlCl_3$）作诊断试剂

（1）实验前配制好 $AlCl_3$ 诊断试剂和稀盐酸溶液。

$AlCl_3$ 诊断试剂：取 5 g 无水 $AlCl_3$，加入 100 mL 光谱纯甲醇中，放置约 24 h 后即可溶解。

稀盐酸溶液：取浓盐酸（AR 级）50 mL，与 100 mL 蒸馏水混匀后，将溶液装入玻璃瓶，加盖密闭后备用。

（2）取 1 mg 左右芦丁，溶于约 10 mL 光谱纯甲醇中，利用紫外分光光度计用甲醇调整至适宜浓度，直至其在 200～500 nm 区间的光密度读数为 0.7～0.9 时方可供用。

（3）取上述芦丁甲醇溶液适量，测定其紫外吸收光谱。

（4）向 2～3 mL 芦丁甲醇溶液中，加入 5 滴 $AlCl_3$ 诊断试剂，并立即测定溶液的紫外吸收光谱。

（5）向上述含有 $AlCl_3$ 的比色杯中，加入 3 滴稀盐酸溶液后，立即测定溶液的紫外吸收光谱，测完后随即倒掉杯内溶液，并用蒸馏水冲洗比色杯。

（6）对所测的紫外吸收光谱进行解析。

3. 芦丁和槲皮素的核磁共振（NMR）鉴定

取适量的芦丁和槲皮素，分别用氘代甲醇溶解，再转移至准备好的 2 根核磁管中，测定其氢谱（^1H NMR）和碳谱（^{13}C NMR），并完成碳氢信号归属。测完后回收样品。

五、思考题

(1) 根据芦丁的性质，还可采用何种方法进行提取？试设计另一种从槐花米中提取芦丁的方法，并说明其原理。

(2) 用碱溶酸沉法提取芦丁的原理是什么？为什么要控制碱的浓度？

(3) 如何证明芦丁分子中只含有葡萄糖和鼠李糖？

实验三 回流法提取辣椒红色素及其硅胶柱层析分离

背景知识

辣椒为茄科（Solanaceae）植物辣椒（*Capsicum annuum* L.）或其栽培变种的浆果。辣椒未成熟时呈绿色，成熟后为红色或橙黄色，一般于 7～10 月间果实成熟时采收，成熟后的红辣椒（辛椒类）经干燥得红辣椒干。辣椒作为调味品，已有几百年的使用历史，其果实、茎、根都可供药用，中医用辣椒治疗胃寒、风湿等症，辣椒能缓解腹冷痛，促进胃蠕动，促进唾液分泌，增强食欲，促进消化。辣椒中含有大量维生素 A、维生素 C 及胡萝卜素，对心脏病、冠状动脉硬化等疾病有一定的辅助治疗作用。

辣椒红色素是辣椒中的重要色素成分，其中主要成分是辣椒红素（capsanthin），另外还含有辣椒玉红素（capsorubin）和 β-胡萝卜素（β-carotene），化合物结构见图 4-2。辣椒红色素，又名辣椒红，属类胡萝卜素，为天然着色剂，对人体无任何毒副作用，是优质的食品添加剂。

辣椒素类物质是辣椒中最特殊的成分，是辣椒的活性成分之一。辣椒素类物质只在辣椒属植物中合成和积累。辣椒素类物质是辣椒素及其同系物的统称，已经被鉴定的辣椒素类物质有 20 多种，其中最主要的成分是辣椒素（capsaicin）和二氢辣椒素（dihydrocapsaicin），约占全部辣椒素类物质含量的 90%，化合物结构见图 4-2。

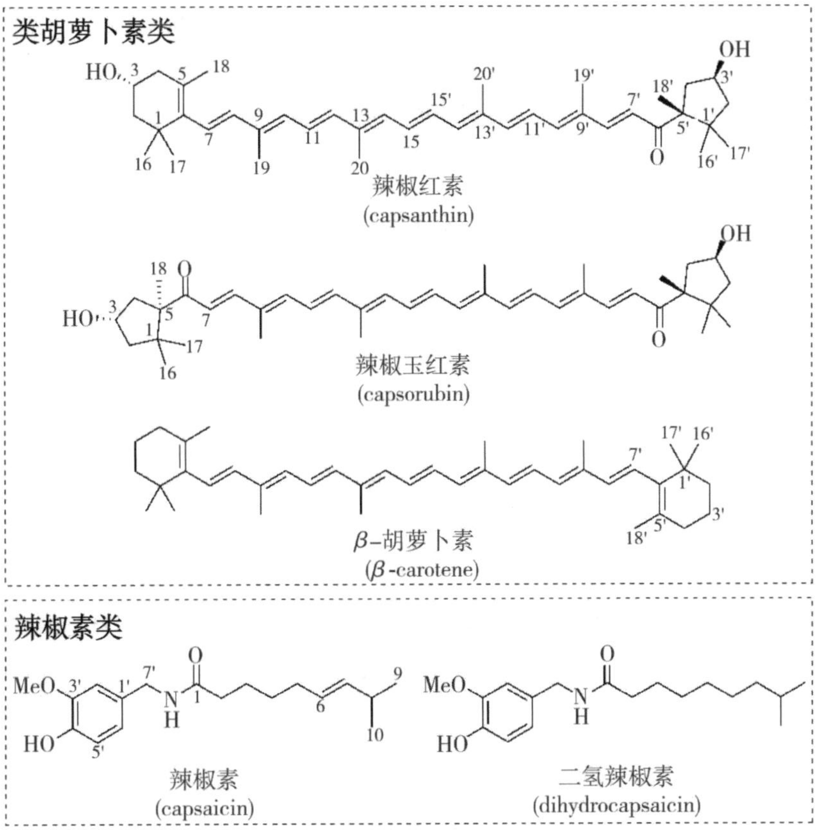

图 4-2 辣椒中主要化合物的结构

辣椒红素、辣椒玉红素和 β-胡萝卜素的部分光谱数据如下：

1. 辣椒红素

UV λ_{max} （nm）：486，520。

IR ν_{max} cm^{-1}：3329，3028，2956，2917，2867，1665，1601，1578，1553，1455，1397，1365，1254，1184，1049，964。

^{1}H NMR (500 MHz, CD$_3$Cl) δ_H：1.77 (1H, ddd, J = 12.0, 3.5, 2.0 Hz, H-2a)，1.48 (1H, t, J = 12 Hz, H-2b)，2.00 (1H, dd, J = 14.0, 7.5 Hz, H-2′a)，1.71 (1H, dd, J = 14.0, 5.0 Hz, H-2′b)，4.00 (1H, m, H-3)，4.51 (1H, m, H-3′)，2.39 (1H, ddd, J = 16.5, 5.5, 2.0 Hz, H-4a)，2.05 (1H, br. dd, J = 16.5, 9.5 Hz, H-4b)，2.96 (1H, dd, J = 14.5, 8.5 Hz, H-4′a)，1.49 (1H, dd, J = 14.5, 3.5 Hz, H-4′b)，6.13 (2H, s, H-7/H-8)，6.44 (1H, d, J = 15.0 Hz, H-7′)，7.33 (1H, d, J = 15.0 Hz, H-8′)，6.16 (1H, br. d, J = 11.5 Hz, H-10)，6.55 (1H, br. d, J = 11.0 Hz, H-10′)，6.68 (1H, dd, J = 14.5, 11.5 Hz, H-11)，6.61 (1H, dd, J = 14.5, 11.0 Hz, H-11′)，6.36 (1H, d, J = 14.5 Hz, H-12)，6.52 (1H, d, J = 14.5 Hz, H-12′)，6.26 (1H, br. d, J = 11.5 Hz, H-14)，6.35 (1H, br. d, J = 11.0 Hz, H-14′)，6.70 (1H, dd, J = 14.0, 11.5 Hz, H-15)，6.63 (1H, dd, J = 14.0,

11.0 Hz, H-15′), 0.84 (3H, s, H-16′), 1.08 (6H, s, H-16/H-17), 1.21 (3H, s, H-17′), 1.37 (3H, s, H-18′), 1.74 (3H, s, H-18), 1.96 (3H, s, H-19′), 1.98 (6H, s, H-19/H-20′), 1.99 (3H, s, H-20)。

^{13}C NMR (125 MHz, CD$_3$Cl) δ_C: 37.1 (C, C-1), 44.0 (C, C-1′), 48.5 (CH$_2$, C-2), 50.9 (CH$_2$, C-2′), 65.1 (CH, C-3), 70.4 (CH, C-3′), 42.6 (CH$_2$, C-4), 45.3 (CH$_2$, C-4′), 126.3 (C, C-5), 59.0 (C, C-5′), 137.8 (C, C-6), 202.9 (C, C-6′), 125.9 (CH, C-7), 120.9 (CH, C-7′), 138.5 (CH, C-8), 146.9 (CH, C-8′), 136.1 (C, C-9), 133.7 (C, C-9′), 134.2 (CH, C-10), 140.7 (CH, C-10′), 125.5 (CH, C-11), 124.1 (CH, C-11′), 137.4 (CH, C-12), 142.0 (CH, C-12′), 137.6 (C, C-13), 135.9 (C, C-13′), 132.4 (CH, C-14), 135.3 (CH, C-14′), 131.6 (CH, C-15), 129.7 (CH, C-15′), 28.8/30.3 (CH$_3$, C-16/C-17), 25.1/25.9 (CH$_3$, C-16′/C-17′), 21.6 (CH$_3$, C-18), 21.3 (CH$_3$, C-18′), 12.7, 12.8, 12.85, 12.89 (CH$_3$, C-19, C-20, C-19′, C-20′)。

2. 辣椒玉红素

^{1}H NMR (500 MHz, CD$_3$Cl) δ_H: 2.00 (2H, dd, J = 13.5, 7.5 Hz, H-2a/H-2a′), 1.71 (2H, dd, J = 13.5, 4.5 Hz, H-2b/H-2b′), 4.51 (2H, m, H-3/H-3′), 2.96 (2H, dd, J = 14.5, 8.5 Hz, H-4a/H-4a′), 1.49 (2H, dd, J = 14.5, 3.5 Hz, H-4b/H-4b′), 6.45 (2H, d, J = 15.5 Hz, H-7/H-7′), 7.33 (2H, d, J = 15.5 Hz, H-8/H-8′), 6.55 (2H, br. d, J = 11.5 Hz, H-10/H-10′), 6.64 (2H, dd, J = 15.0, 11.5 Hz, H-11/H-11′), 6.52 (2H, d, J = 15.0 Hz, H-12/H-12′), 6.36 (2H, br. d, J = 10.0 Hz, H-14/H-14′), 6.69 (2H, m, H-15/H-15′), 0.84 (6H, s, H-16/H-16′), 1.21 (6H, s, H-17/H-17′), 1.37 (6H, s, H-18/H-18′), 1.96 (6H, s, H-19/H-19′), 1.99 (6H, s, H-20/H-20′)。

^{13}C NMR (125 MHz, CD$_3$Cl) δ_C: 44.0 (C, C-1/C-1′), 50.9 (CH$_2$, C-2/C-2′), 70.4 (CH, C-3/C-3′), 45.3 (CH$_2$, C-4/C-4′), 59.0 (C, C-5/C-5′), 202.9 (C, C-6/C-6′), 121.1 (CH, C-7/C-7′), 146.8 (CH, C-8/C-8′), 134.1 (C, C-9/C-9′), 140.5 (CH, C-10/C-10′), 124.6 (CH, C-11/C-11′), 141.7 (CH, C-12/C-12′), 137.0 (C, C-13/C-13′), 134.9 (CH, C-14/C-14′), 131.2 (CH, C-15/C-15′), 25.1, 25.9 (CH$_3$, C-16, C-17/C-16′, C-17′), 21.3 (CH$_3$, C-18/C-18′), 12.8, 12.9 (CH$_3$, C-19, C-20/C-19′, C-20′)。

3. β-胡萝卜素

^{1}H NMR (500 MHz, CD$_3$Cl) δ_H: 1.54 (4H, m, H-2/H-2′), 1.68 (4H, m, H-3/H-3′), 2.08 (4H, m, H-4/H-4′), 6.18～6.44 (10H, m, H-7, H-8, H-10, H-12, H-14/H-7′, H-8′, H-10′, H-12′, H-14′), 6.67～6.72 (4H, m, H-11, H-15/H-11′, H-15′)。

^{13}C NMR (125 MHz, CD$_3$Cl) δ_C: 34.6 (C, C-1/C-1′), 39.9 (CH$_2$, C-2/C-2′), 19.5 (CH$_2$, C-3/C-3′), 33.4 (CH$_2$, C-4/C-4′), 129.6 (C, C-5/C-5′), 138.2 (C,

C-6/C-6′),126.9(CH,C-7/C-7′),138.0(CH,C-8/C-8′),136.3(C,C-9/C-9′),131.1(CH,C-10/C-10′),125.3(CH,C-11/C-11′),137.5(CH,C-12/C-12′),136.7(C,C-13/C-13′),132.7(CH,C-14/C-14′),130.3(CH,C-15/C-15′),29.3(CH_3,C-16,C-17/C-16′,C-17′),22.0(CH_3,C-18/C-18′),13.0,13.1(CH_3,C-19,C-20/C-19′,C-20′)。

一、实验目的

(1)掌握热回流溶剂提取法提取辣椒红色素的原理与操作方法。
(2)掌握硅胶柱层析分离低极性化合物的操作方法。
(3)了解红外光谱、紫外光谱及核磁共振技术在化合物结构测定中的应用。

二、实验原理

辣椒红色素是含多个双键的低极性化合物,极易被有机溶剂提取,冷浸提取法虽然简单,但提取速度较慢,为了加快提取速度可采用热回流提取的方法。

辣椒红色素分子极性较小,可用硅胶吸附剂进行色谱分离,所用洗脱剂采用溶剂极性强度较小的有机溶剂。

三、实验材料与仪器

红辣椒干 5 g、石油醚、乙酸乙酯、柱层析硅胶(200～300 目)、回流提取装置(250 mL 圆底蒸馏烧瓶、球形冷凝管)、旋转蒸发仪、硅胶 G 薄板 10 块、层析缸 1 个、250 mL 磨口广口瓶 1 个(用作碘缸)、2.5 cm×30 cm 层析柱 1 根、25 mL 三角瓶 15 个、50 mL 烧杯 1 个、长滴管 2 支、点样毛细管、量筒 2 个(100 mL 和 50 mL 各 1 个)、双连球 1 个。

四、实验内容

实验前,应将本实验所用的玻璃器皿洗净烘干,确保玻璃器皿无水。

(一)辣椒红色素的提取

将 5 g 红辣椒干剪碎,放入 250 mL 圆底蒸馏烧瓶中,加入 20 mL 乙酸乙酯回流 30 min;待回流结束,冷却至室温后,倾出提取液,向圆底蒸馏烧瓶内加入 20 mL 乙酸乙酯再重复回流一次;合并 2 次回流得到的提取液,过滤,减压浓缩得到浸膏;浸膏称重,计算提取率。

（二）辣椒红色素的薄层层析色谱试验

（1）提取物溶液配制：浸膏用石油醚溶解，配成浓度为 200～300 mg/mL 的石油醚溶液，转移至小三角瓶中，加盖避免溶剂挥发。

（2）提取物主要成分研究：用几种不同配比的石油醚－乙酸乙酯混合溶剂进行薄层层析色谱试验，使辣椒红色素主要斑点展层后的 R_f 值分布在 0.2～0.8，记录有色斑点个数，计算各有色成分的 R_f 值，并根据斑点直径估算各个有色成分的相对含量。

（3）硅胶柱色谱条件选择：选择相对含量最大的辣椒红色素斑点作为目标成分，选择使目标成分展层后 R_f 值为 0.3 的展开剂配比，按此配比量取石油醚和乙酸乙酯，配制成体积为 150～500 mL 的溶液，作为柱层析的洗脱剂。

（三）辣椒红色素的柱层析分离

（1）湿法装柱：在色谱柱的缩口处塞入一小团脱脂棉，用干净的玻璃棒将棉团铺平整，关闭活塞，在色谱柱中加入 10 mL 洗脱剂；称取 10 g 硅胶（200～300 目），在 50 mL 烧杯中加入 30 mL 洗脱剂，搅拌排出硅胶中的气泡，将硅胶和溶剂一起倒入层析柱中，轻敲瓶壁，使硅胶下沉；打开活塞，将溶剂滴入 50 mL 的烧杯中，洗涤烧杯的溶剂和硅胶一起倒入层析柱中；重复此操作 2 次，直至硅胶全部转移至色谱柱中，并使硅胶填充紧密、结实；将洗脱剂液面小心下降到硅胶上部表面，关闭活塞，柱填装完毕。注意：整个操作过程不能干柱。

准确测量装柱后的剩余洗脱剂体积 X，根据消耗的溶剂量，计算柱容积（或死体积）：

$$柱容积(或死体积) = 40 - X \tag{4-2}$$

（2）湿法上样：将配制好的提取物溶液用滴管小心加至硅胶固定相表面，上样量 1.0～1.5 mL，将此段溶液降至层析柱硅胶表面，用少许洗脱液冲洗壁上黏附的色素，再将冲洗溶液降至层析柱硅胶表面，盖上少量石英砂或滤纸。

（3）加液：轻轻加入洗脱剂（含装柱剩余的洗脱剂），便可开始洗脱。

（4）洗脱：本次实验采用等度洗脱法。开始洗脱后，注意色带的位置，无色的洗脱液每馏分收集的体积可以大一些，当流出液颜色改变时，增加馏分收集密度，每个死体积分 3 个馏分收集。当目标色素成分完全洗脱后，停止层析。洗脱过程中如流速过慢，可用双连球加压。

（四）产品的获得与鉴定

（1）并管：用薄层层析法检测各馏分中的样品，将样品斑点 R_f 值相同、纯度相同的馏分合并，得到含相同色素成分的产品。

（2）辣椒红色素的紫外－可见光测定：将合并后的产品转移入石英比色槽，在紫外－可见光区（200～800 nm 波长范围）扫描，记录紫外－可见吸收光谱图。

（3）辣椒红色素的红外光谱鉴定：将合并后的产品挥干溶剂，进行红外光谱鉴定，记录辣椒红色素纯样品红外光谱。

将实验所得的图谱与辣椒红色素中重要成分的标准紫外-可见吸收光谱、红外光谱图谱相比较,鉴定所测样品属于哪种辣椒红色素并分析其紫外-可见吸收光谱、红外光谱的重要吸收峰。

(4) 辣椒红色素的核磁共振光谱鉴定:取干燥后的纯辣椒红色素样品适量,用氘代氯仿溶解,然后转移至核磁管中,测定其氢谱(^{1}H NMR)和碳谱(^{13}C NMR),并进行数据分析鉴定所测样品属于哪种辣椒红色素。测完后回收样品。

五、思考题

(1) 根据辣椒红色素的分子结构,你认为怎样选择薄层层析展开剂配比效率最高?

(2) 根据目标化合物的紫外-可见吸收光谱和红外光谱,可否判断目标化合物大致的分子结构?依据是什么?

实验四 硅胶柱层析分离中药飞龙掌血中的香豆素类活性成分

背景知识

飞龙掌血(又名黄椒、三百棒、飞龙斩血、见血飞、黄大金根、血棒头、飞见血)是一种传统的民间药材,来源于芸香科(Rutaceae)植物飞龙掌血[*Toddalia asiatica* (L.) Lam.]的根或根皮。飞龙掌血具有祛风止痛、散瘀止血、解毒消肿的功效,主要用于治疗风湿痹痛、腰痛、胃痛、痛经、经闭、跌打损伤、劳伤吐血、衄血、瘀滞崩漏、疮痈肿毒等症状。飞龙掌血主要含有香豆素类化合物,如飞龙掌血内酯(toddalolactone,又称毛两面针素)、(-)-毛两面针素(*ent*-toddalolactone)、去二羟基飞龙掌血内酯(toddaculin)等。此外,飞龙掌血还含有多种生物碱,如白屈菜红碱(chelerythrine)、二氢白屈菜红碱(dihydrochelerythrine)、茵芋碱(skimmianine)等。上述化合物的结构见图4-3。

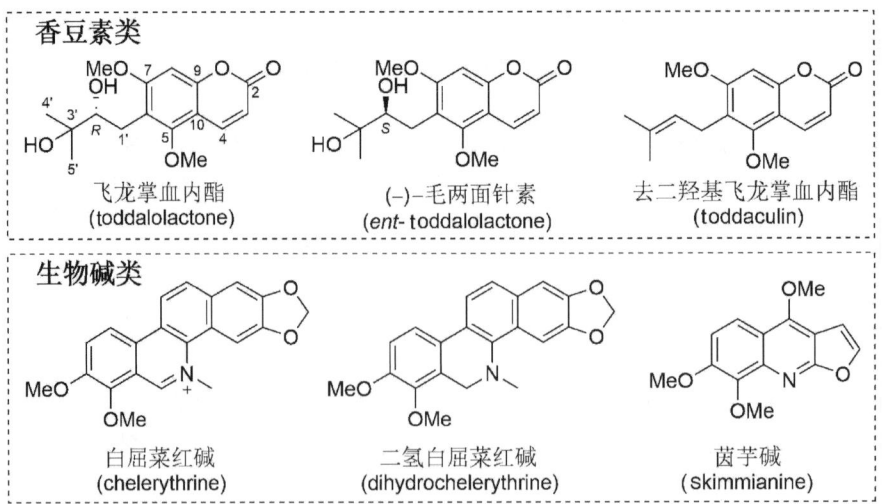

图 4-3 飞龙掌血中的香豆素类和生物碱类主要成分的结构

飞龙掌血内酯、（-）-毛两面针素和去二羟基飞龙掌血内酯的部分光谱数据如下：

1. 飞龙掌血内酯

比旋光值（[α]）：+69。

UV（CHCl$_3$）λ_{max}（log ε）：255（3.94），329（4.11）nm。

IR ν_{max} cm^{-1}：3446，1610。

^{1}H NMR（CDCl$_3$，400 MHz）δ_H：6.17（1H，d，J=9.6 Hz，H-3），7.79（1H，d，J=9.6 Hz，H-4），6.58（1H，s，H-8），2.85（1H，dd，J=13.6，2.0 Hz，H-1′a），2.72（1H，dd，J=13.6，10.2 Hz，H-1′b），3.57（1H，d，J=10.2，2.0 Hz，H-2′），1.25（3H，s，H-4′），1.24（3H，s，H-5′），3.83（3H，s，5-OCH$_3$），3.84（3H，s，7-OCH$_3$）。

^{13}C NMR（CDCl$_3$，100 MHz）δ_C：160.9（C，C-2），112.4（CH，C-3），138.7（CH，C-4），155.9（C，C-5），117.9（C，C-6），161.5（C，C-7），95.5（CH，C-8），154.8（C，C-9），107.1（C，C-10），26.0（CH$_2$，C-1′），77.7（CH，C-2′），72.8（C，C-3′），26.0（CH$_3$，C-4′），23.5（CH$_3$，C-5′），63.1（CH$_3$，5-OMe），56.1（CH$_3$，7-OMe）。

2.（-）-毛两面针素

比旋光值（[α]）：+69。UV、IR 及 NMR 数据与飞龙掌血内酯相同。

3. 去二羟基飞龙掌血内酯

^{1}H NMR（CDCl$_3$，400 MHz）δ_H：6.21（1H，d，J=9.6 Hz，H-3），7.86（1H，d，J=9.6 Hz，H-4），6.60（1H，s，H-8），3.34（2H，d，J=6.9 Hz，H-1′），5.12（1H，t，J=6.9 Hz，H-2′），1.67（3H，s，H-4′），1.76（3H，s，H-5′），3.81（3H，s，5-OCH$_3$），3.87（3H，s，7-OCH$_3$）。

^{13}C NMR（CDCl$_3$，100 MHz）δ_C：161.4（C，C-2），112.3（CH，C-3），139.1（CH，C-4），155.3（C，C-5），120.4（C，C-6），161.8（C，C-7），95.5（CH，C-8），154.8（C，

C-9),107.2(C,C-10),22.8(CH_2,C-1′),122.3(CH,C-2′),132.1(C,C-3′),25.8(CH_3,C-4′),18.0(CH_3,C-5′),63.2(CH_3,5-OMe),56.2(CH_3,7-OMe)。

一、实验目的

(1) 熟练掌握热回流溶剂法提取中药活性成分的原理与实验操作方法。
(2) 熟练掌握硅胶柱层析梯度洗脱法分离中药活性成分的原理与实验操作方法。
(3) 了解红外光谱和核磁共振波谱技术在天然产物结构测定中的应用。

二、实验原理

香豆素类化合物是由苯环和 α-吡喃酮环通过内酯键连接而成的结构，通过不同的取代基和连接方式形成多种类型的香豆素。该类天然成分较易被有机溶剂提取，可采用热回流的方式加快提取速度。

大部分香豆素衍生物在紫外光照射下会表现出荧光，在荧光探针和生物标记等领域有着广泛的应用。在柱层析的过程中可以用薄层层析色谱点板，通过紫外分析仪来观察分离效果。

三、实验材料与仪器

飞龙掌血根部 10 g、石油醚、乙酸乙酯、柱层析硅胶（200～300 目）、回流提取装置（250 mL 圆底烧瓶、球形冷凝管、电热套）、旋转蒸发仪、硅胶 GF_{254} 薄板 10 块、层析缸 1 个、暗箱式紫外分析仪、2 cm × 35 cm 层析柱 1 根、点样毛细管、刮勺 1 把、长玻璃棒 1 根、100 mL 圆底烧瓶 2 个、量筒 100 mL 和 10 mL 各 1 个、50 mL 锥形瓶 5 个、18 mL 试管 20 根、双连球 1 个、精密天平。

四、实验内容

（一）热回流溶剂提取药材

将 10 g 飞龙掌血的根部粉碎，放入 250 mL 的圆底蒸馏烧瓶中，加入 50 mL 乙酸乙酯热回流 20 min；待回流结束，冷却至室温，倾出提取液；然后加入 50 mL 乙酸乙酯再热回流一次，合并 2 次回流得到的提取液，过滤，减压浓缩，得到粗提物浸膏；浸膏称重，计算提取率。

（二）粗提取的薄层层析色谱试验

(1) 提取物溶液配制：浸膏用少许（5～10 mL）乙酸乙酯溶解。
(2) 提取物主要荧光成分的分析：用石油醚-乙酸乙酯（2∶1）的混合溶剂对提

取物进行薄层层析色谱试验，标记有荧光的斑点，并计算其主要荧光斑点的 R_f 值。

（3）硅胶色谱条件选择：选择相对含量较大的点作为目标成分，用石油醚-乙酸乙酯配制不同的展开剂使目标成分展层后 R_f 值在 0.3 左右，然后按此比例配制 100～200 mL 的石油醚-乙酸乙酯混合溶剂，作为柱层析的初始洗脱剂。实验中根据实际情况配制石油醚-乙酸乙酯的梯度洗脱液。

（三）粗提取的柱层析分离

（1）拌样：将两倍浸膏重量的硅胶加入"四、实验内容（二）（1）"中的提取物溶液中，减压浓缩成细粉状，并用刮勺将附在瓶壁上的部分刮下来。

（2）湿法装柱：在色谱柱的缩口处塞入一小团脱脂棉，用干净的长玻璃棒将棉团垫平整，关闭活塞；称取 12 g 硅胶（200～300 目）置于 50 mL 的烧杯中，再加入 40 mL 石油醚，搅拌排出硅胶中的气泡，混匀后将硅胶和溶剂倾入色谱柱，并轻敲管壁使硅胶下沉；打开活塞，让溶剂滴入接液瓶中，并用接液瓶中的溶剂洗涤烧杯，重复数次，直至将烧杯中全部的硅胶装入色谱柱，并使硅胶填充紧密、结实；使洗脱剂液面小心下降到硅胶上部表面，关闭活塞，柱填装完毕。注意：整个操作过程不能干柱。

（3）上样：将拌好样品的硅胶粉末加于色谱柱的顶端，轻敲色谱柱使样品层平整，然后加入脱脂棉起缓冲作用。

（4）加液洗脱与收集：采用梯度洗脱法，先将配制好的石油醚-乙酸乙酯初始洗脱剂缓慢加入色谱柱中开始洗脱，后再使用乙酸乙酯浓度逐渐增大的洗脱剂。洗脱过程中可用双连球适当加压，以增大洗脱速度，收集每个馏分 10～20 mL 于三角瓶中。用薄层层析法检测各馏分中的目标化学成分，待目标化合物洗脱下来后停止柱层析。将纯度相同的含目标化合物的馏分合并，减压浓缩，称重，计算所得目标化合物的重量。

（四）目标成分的鉴定

（1）红外光谱测定：取适量的干燥样品，进行红外光谱鉴定，并分析目标化合物的官能团。

（2）NMR 分析：取适量干燥的目标样品用氘代氯仿溶解，再转移至核磁管中测定其氢谱和碳谱；分析 NMR 数据，确定目标化合物的结构。

五、思考题

（1）根据点板的情况，如何判断化合物的纯度？采用什么方法能够确定化合物的纯度？

（2）如何鉴定飞龙掌血内酯和（-）-毛两面针素？

实验五 微波辅助提取补骨脂有效成分及其制备薄层层析纯化

背景知识

补骨脂为豆科（Fabaceae）植物补骨脂 [*Cullen corylifolium* (L.) Medikus] 的果实，具有扩张冠状动脉、强心、舒张支气管、致光敏、止血、促进造血、抑菌等作用。临床上主要应用补骨脂活性成分补骨脂素和异补骨脂素外用治白癜风，使皮肤色素沉着。

补骨脂中主要含有香豆素类和黄酮类成分，另外还含有酚萜类、脂类、挥发油等。代表性化合物有补骨脂素（psoralen，无色针状结晶，m.p. 168～169 ℃，具挥发性）、异补骨脂素（isopsoralen，白色结晶，m.p. 138～140 ℃）、补骨脂定（psoralidin，m.p. 292 ℃）、异补骨脂定（isopsoralidin）、双羟异补骨脂定（corylidin）、补骨脂二氢黄酮（又称补骨脂甲素，bavachin，无色针状结晶，m.p. 191～192 ℃）、补骨脂二氢黄酮甲醚（bavachinin）、补骨脂查尔酮（bavachalcone，深橙色结晶，m.p. 161～161.5 ℃）、异补骨脂查耳酮（又称补骨脂乙素，corylifolinin，黄色片状结晶，m.p. 154～156 ℃）、补骨脂酚（bakuchiol，浅黄色油状液体，m.p. 145～147 ℃）等。补骨脂中主要化合物的结构见图 4-4。

补骨脂素和异补骨脂素的核磁共振氢谱和碳谱数据如下：

1. 补骨脂素

^{1}H NMR (400 MHz, CDCl$_3$) δ_H: 6.39 (1H, d, J = 10.0 Hz, H-3), 7.81 (1H, d, J = 10.0 Hz, H-4), 7.69 (1H, s, H-5), 7.49 (1H, s, H-8), 7.70 (1H, d, J = 2.4 Hz, H-2′), 6.84 (1H, d, J = 2.4 Hz, H-3′)。

^{13}C NMR (100 MHz, CDCl$_3$) δ_C: 161.1 (C-2), 114.6 (C-3), 144.1 (C-4), 115.4 (C-4a), 119.8 (C-5), 124.9 (C-6), 156.4 (C-7), 99.9 (C-8), 152.0 (C-8a), 146.9 (C-2′), 106.4 (C-3′)。

2. 异补骨脂素

^{1}H NMR (400 MHz, CDCl$_3$) δ_H: 6.41 (1H, d, J = 9.6 Hz, H-3), 7.83 (1H, d, J = 9.6 Hz, H-4), 7.40 (1H, d, J = 8.8 Hz, H-5), 7.45 (1H, d, J = 8.8 Hz, H-6), 7.71 (1H, d, J = 2.4 Hz, H-2′), 7.15 (1H, d, J = 2.4 Hz, H-3′)。

^{13}C NMR (100 MHz, CDCl$_3$) δ_C: 160.7 (C, C-2), 114.3 (CH, C-3), 144.6 (CH, C-4), 114.1 (C, C-4a), 123.8 (CH, C-5), 108.8 (CH, C-6), 157.3 (C, C-7), 117.0 (C, C-8), 148.9 (C, C-8a), 145.9 (C, C-2′), 104.1 (CH, C-3′)。

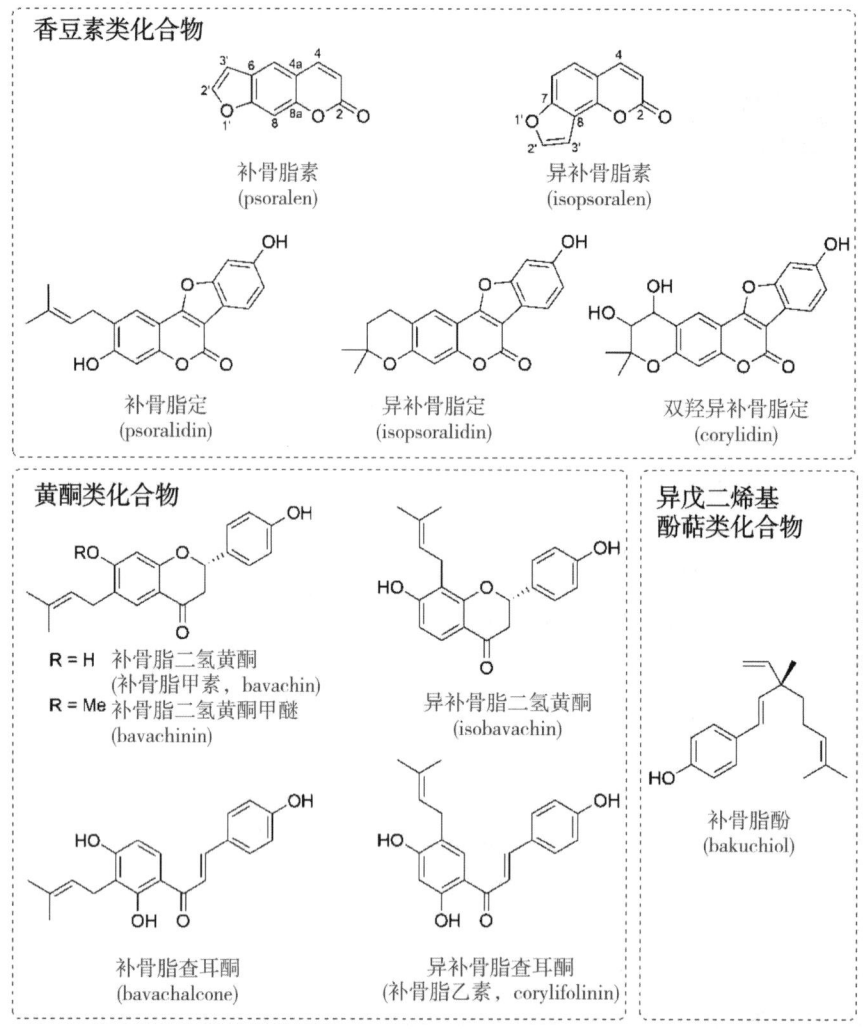

图 4-4 补骨脂中主要化合物的结构

一、实验目的

(1) 掌握制备薄层层析分离天然药物的操作技术。
(2) 掌握利用计算 R_f 值确定制备薄层层析板上目标化合物位置的技术。

二、实验原理

根据补骨脂中香豆素类在有机溶剂中溶解度大,在水中溶解度较小的性质,利用乙醇从补骨脂中提取补骨脂素及异补骨脂素。

化合物薄层层析 R_f 值是化合物的特性常数,与薄层层析板的长度无关,通过计算

R_f 值，可确定化合物在制备薄层层析板上的位置。

三、实验材料与仪器

补骨脂、95%乙醇、石油醚、乙酸乙酯、丙酮、250 mL 和 500 mL 烧杯各 1 个、循环水泵、旋转蒸发仪、微波炉、紫外灯、制备薄层层析板（20 cm×20 cm）1 块、薄层层析板（2.5 cm×7.5cm）、25 cm×25 cm 层析缸 1 个、点样毛细管、玻璃漏斗、滴管、布氏漏斗、抽滤瓶、25 mL 三角烧瓶 3～5 个、蒸发皿。

四、实验内容

实验前，将实验器皿洗净、烘干。

（一）补骨脂有效成分的提取

（1）将补骨脂药材粉碎，称取 15 g 药粉，置于 500 mL 烧杯中，加入 95% 乙醇 10 mL，用玻璃棒搅匀，使药材润湿。

（2）微波加热提取：在盛有样品的烧杯上，盖上保鲜膜，将膜贴紧杯壁，置于家用微波炉中微波加热（100% 功率）1 min。

（3）溶剂热浸：从微波炉中取出样品（用布包裹，避免烫伤），趁热加入 95% 乙醇 30 mL，立即盖上保鲜膜，避免乙醇挥发，待样品和提取液冷却至 60 ℃左右，用玻璃棒搅拌样品，使乙醇充分与药渣接触，更好地溶解附在药渣上的有效成分，然后将提取液倾倒在 250 mL 烧杯中。

（4）将盛有药渣的 500 mL 烧杯盖上保鲜膜，再依次进行微波加热提取和溶剂热浸，并重复操作 2 次。

（5）获得浸膏：合并 3 次操作得到的提取液，减压抽滤，将滤液转移至 250 mL 圆底烧瓶中，在旋转蒸发仪上减压浓缩至无乙醇，得到浸膏；将浸膏称重，计算提取率。

（二）补骨脂有效成分的制备薄层层析条件探索

（1）样品溶液制备：在圆底烧瓶中加入 5 mL 乙酸乙酯溶液，充分振摇，使浸膏溶解，静置片刻，将上清液转移到小烧瓶中（加盖、避免溶剂挥发），制成补骨脂粗提物乙酸乙酯溶液。

（2）展开剂选择：用点样毛细管将样品溶液点在 3 块硅胶 G 薄层层析板（2.5 cm×7.5 cm）上，分别以不同配比的石油醚：乙酸乙酯（如 3:1、4:1、5:1）为展开剂展开。展完后将层析板置于 365 nm 波长的紫外灯下，观察荧光斑点，判断补骨脂素和异补骨脂素的位置，用铅笔在层析板的边沿作记号，再将层析板置于碘缸中充分吸碘，迅速记录下所有斑点的位置和斑点的大小。以补骨脂素和异补骨脂素为目标化合物，计算分离度，计算公式如下：

$$R_\text{s} = \frac{2(l_2 - l_1)}{W_1 + W_2} \qquad (4-3)$$

式中：R_s 为相邻两斑点的分离度；l_1、l_2 分别为相邻两斑点中心至原点的距离；W_1、W_2 分别为相邻两斑点的峰宽。根据计算，选择分离度最大的展开剂配比作为制备薄层层析的展开剂配比。

（三）制备薄层层析法分离补骨脂活性成分

（1）制备薄层层析上样：用铅笔在距制备薄层层析板边沿 1.5 cm 处轻轻画一条横线，再用较粗的点样毛细管，将约 3.5 mL 补骨脂粗提物溶液 ["四、实验内容（二）（1）"中样品溶液] 加载在所画的横线上，样品要点成线状，重复数次，彻底挥干溶剂。剩余补骨脂粗提物溶液留作对照。

（2）展开剂配制：按"四、实验内容（二）（2）"中选择的最佳展开剂配比，配制 80 mL 展开剂倒入层析缸中，密闭缸盖，待蒸气饱和。

（3）展层：将上好样的制备层析板放入层析缸中，密闭缸盖，展开至合适高度。展层完毕后，取出制备层析板，置于通风橱里挥干溶剂。

（4）用点样毛细管取适量补骨脂粗提物溶液，点在一块 2.5 cm × 7.5 cm 薄层层析板上，用同一展开剂展开，作为指示板。

（5）目标化合物定位：将指示板在碘缸中显色，计算目标化合物斑点 R_f 值，根据指示板计算值，在制备薄层层析板上相应位置用铅笔标出目标化合物的位置。

（6）目标化合物回收：用刻刀将制备薄层层析板上标出的目标化合物带连同硅胶一起铲掉，放在蒸发皿中研碎；取一只玻璃漏斗，用一小块脱脂棉塞住漏斗颈部，将刮出的硅胶倒入玻璃漏斗中，漏斗下接 25 mL 三角瓶，用少量丙酮将硅胶中的目标化合物洗脱下来。

（7）目标化合物纯度检测：用 2.5 cm × 7.5 cm 薄层层析板检测产品纯度。

（四）产物鉴定

1. 薄层层析鉴定

将目标化合物与补骨脂素或异补骨脂素标准品对照，用薄层层析技术进行定性鉴定。

2. 熔点测定

（1）补骨脂素 m.p. 168～169 ℃。

（2）异补骨脂素 m.p. 138～140 ℃。

3. NMR 鉴定

取适量的干燥样品，用氘代氯仿溶解后，转移至核磁管中测定其氢谱和碳谱，对比相关文献的 NMR 数据鉴定其结构。

五、思考题

在"四、实验内容（二）（1）样品溶液制备"中，不溶于乙酸乙酯溶液中的组分可能是什么结构类型的化合物?

实验六 微波辅助提取苦参总碱及其薄层扫描分析

背景知识

苦参为豆科（Fabaceae）植物苦参（*Sophora flavescens* Ait.）的根，中医临床上用于清热燥湿、祛风疗疮等，其主要成分苦参生物碱有较好的抗过敏、平喘、抗心律失常、健胃、抗炎、抗病毒、抗菌、抗胃溃疡等作用。苦参总碱注射液在临床上被用作抗肿瘤药物，治疗消化道及生殖系统恶性肿瘤。苦参含多种生物碱及黄酮类化合物，主要苦参碱类结构见图 4 - 5。

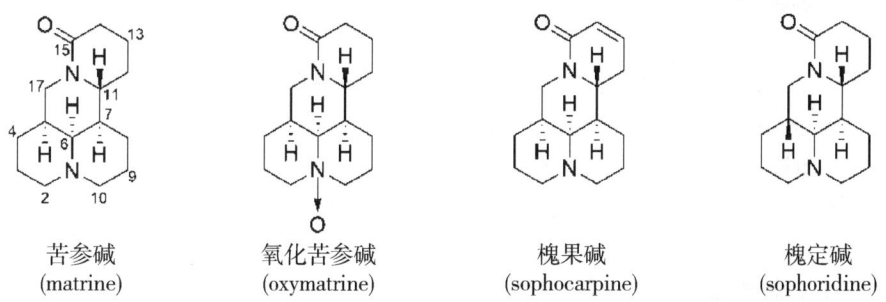

图 4 - 5 苦参中苦参碱类结构

苦参中主要生物碱成分如下。

(1) 苦参碱（matrine）：有 α - 苦参碱（针状或柱状结晶，m. p. 76 ℃）、β - 苦参碱（斜方晶状，m. p. 87 ℃）、γ - 苦参碱（液体，b. p. 223 ℃）、δ - 苦参碱（柱状结晶，m. p. 84 ℃）4 种形态，能溶于水、苯、氯仿、甲醇、乙醇，微溶于石油醚。

(2) 氧化苦参碱（oxymatrine）：m. p. 207 ℃，其水合物 m. p. 162 ~ 163 ℃，溶于水、甲醇、乙醇、氯仿、苯，难溶于乙醚。

(3) 槐果碱（sophocarpine）：白色针状结晶（水），为一结晶水合物，m. p. 54 ~ 55 ℃，其无水合物 m. p. 80 ~ 81 ℃，可溶于甲醇、乙醇、氯仿、丙酮和苯，微溶于水，易溶于稀酸。

(4) 槐定碱（sophoridine）：白色粗针状结晶或大棱柱状结晶（石油醚），m. p. 108 ~ 109 ℃，易溶于水、甲醇、乙醇、四氯化碳等。

一、实验目的

(1) 掌握生物碱提取方法。
(2) 掌握生物碱薄层层析技术特点。
(3) 了解薄层扫描技术在天然产物成分定性和定量分析中的应用。

二、实验原理

苦参生物碱含有大极性的氮氧官能团,实验利用游离生物碱能溶于醇溶液的性质,用碱性醇溶液提取苦参总生物碱,有较好的回收率。

硅胶吸附剂具有弱酸性,对生物碱会产生吸附作用,导致出现拖尾甚至不能展层的现象,用 NaOH 溶液制备薄层层析板,可克服硅胶吸附剂的弱酸性,有利于生物碱的薄层层析。

三、实验材料与仪器

苦参、95%乙醇、甲醇、氯仿、碘化铋钾溶液、氨水、微波炉、真空泵、药材粉碎机、旋转蒸发仪、薄层扫描仪、烧杯(250 mL)、量筒(100 mL)、三角烧瓶(250 mL)、布氏漏斗、抽滤瓶、滤纸、具塞离心管(10 mL)、圆底烧瓶(250 mL)、玻璃棒、薄层板(为碱性硅胶 G 板,2.5 cm × 7.5 cm)。

四、实验内容

实验前,将实验器皿洗净并烘干。

(一) 苦参总碱提取

(1) 碱液润湿药材:称取 10 g 苦参药粉,置于 250 mL 烧杯中,加入含有 5%氨水的 95%乙醇溶液 10 mL,用玻璃棒搅匀,使药材润湿。

(2) 微波加热提取:在盛有样品的烧杯上加盖保鲜膜,将膜贴紧杯壁,置于家用微波炉中,微波加热 1 min,微波输出功率为 100%。

(3) 溶剂热浸:从微波炉中拿出烧杯(使用防高温手套,避免烫伤),趁热加入 95%乙醇 20 mL,立即盖上保鲜膜,避免乙醇挥发,待冷却至 60 ℃ 左右,用玻璃棒搅拌样品,使乙醇充分与药渣接触,充分溶解附在药渣上的成分,静置片刻后将提取液倾倒在 250 mL 三角烧瓶中。

(4) 将盛有药渣的烧杯盖上保鲜膜,再次进行微波加热、溶剂热浸,重复操作 2 次。

(5) 获得浸膏:将上述操作获得的 3 次提取液合并,并减压抽滤,然后将滤液转移至 250 mL 圆底烧瓶中，在旋转蒸发仪上减压浓缩至无乙醇，得到浸膏。浸膏称重，计算提取率。

（二）苦参活性成分群整体特性测定

（1）样品溶液制备：在圆底烧瓶中加入 5 mL 氯仿，充分振摇，使浸膏溶解，静置片刻后将上清液转移到 10 mL 刻度离心管中，再用氯仿洗涤（2 次，每次 1.5 mL）圆底烧瓶，将洗涤液转移到离心管中，最后加氯仿至 10 mL 刻度并加盖（避免溶剂挥发），制成苦参总碱氯仿溶液。该溶液使用前在离心机中离心沉降（3000 r/min，3 min，注意离心前要取下管塞）。

（2）对照品溶液配制：称取氧化苦参碱对照品适量，加甲醇制成浓度为 1 mg/mL 的对照品溶液。

（3）展开剂配比：按照氯仿：乙酸乙酯：甲醇 = 4：3：2 的比例配制 9 mL 的展开剂备用。

（4）上样：用微量注射器取样品溶液 2 μL 点于硅胶 G 板（0.5% 氢氧化钠制板，5 cm × 7.5 cm）上，同时取对照品溶液 2 μL 和 3 μL 分别点样，点样后用吹风机吹干薄层板上的溶剂。

（5）展层：将层析板放入盛有上述配比展开剂的展开缸中，上行展开后取出层析板，晾干。

（6）显色：喷碘化铋钾溶液显色，室温下放置 0.5～1 h。

（7）扫描：将显色后的层析板置于薄层扫描仪中扫描。扫描条件：双波长扫描，样品波长（λ_s）为 525 nm，参比波长（λ_R）为 650 nm，线性参数（S_X）为 3，狭缝为 0.4 mm × 0.4 mm，反射法锯齿形扫描，背景校正。

A. 选取氧化苦参碱信号为参照物，设其相对比移值为 1，计算各生物碱的相对比移值：

$$R_s = \frac{l}{l_s} \tag{4-4}$$

式中：R_s 为相对比移值；l 为目标组分的迁移距离；l_s 为参照组分的迁移距离。

B. 选取氧化苦参碱信号为参照物，设其相对峰高比为 1，计算各生物碱的相对峰高比：

$$H_s = \frac{h}{h_s} \tag{4-5}$$

式中：H_s 为目标组分相对峰高比；h 为目标组分峰高；h_s 为参照组分相对峰高。

五、思考题

研究药用植物活性成分群整体特性有什么意义？

实验七　超声波辅助提取虎杖有效成分及其蒽醌类化合物 pH 梯度分离

背景知识

虎杖为蓼科（Polygonaceae）植物虎杖（*Reynoutria japonica* Houtt.）的根及根茎，临床上常用于治疗急性黄疸和慢性气管炎、降血脂、升白细胞和血小板等。

虎杖中含有较多的羟基蒽醌类及二苯乙烯类化合物，主要化合物的结构见图 4-6。

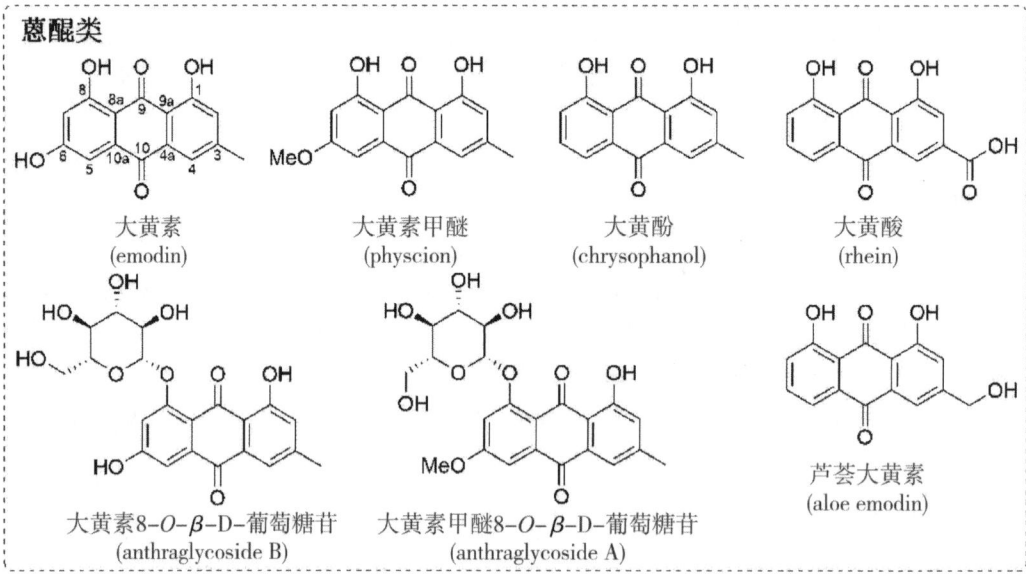

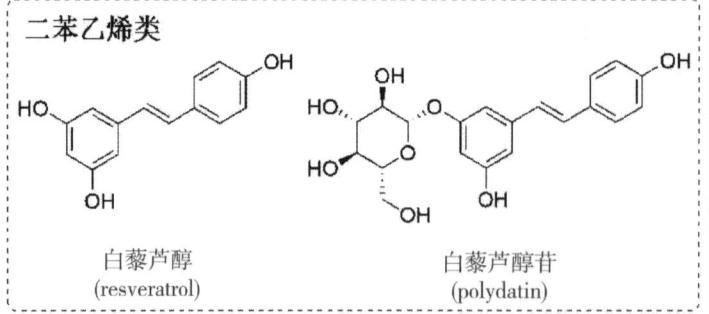

图 4-6　虎杖中主要化合物的结构

虎杖中主要成分如下：

(1) 大黄素（emodin）：橙黄色长针晶（丙酮中结晶为橙色，甲醇中结晶为黄色），m.p.256～257 ℃。几乎不溶于水，易溶于乙醇，可溶于氨水、碳酸钠溶液和氢氧化钠溶液，在下列溶剂中溶解度分别为：四氯化碳 0.01%，氯仿 0.0718%，二硫化碳 0.009%，乙醚 0.14%，苯 0.0415%。

(2) 大黄素甲醚（physcion）：金黄色针晶，m.p.207 ℃，能升华，可溶于氢氧化钠溶液，溶解度与大黄酚相似。

(3) 大黄酚（chrysophanol）：金黄色六角型片状结晶（丙酮中结晶）或针状结晶（乙醇中结晶），m.p.196 ℃，能升华，易溶于乙醚、氯仿、苯、冰乙酸、乙醇，稍溶于甲醇，难溶于石油醚，不溶于水、碳酸氢钠溶液和碳酸钠溶液，可溶于氢氧化钠溶液及热碳酸钠溶液。

(4) 大黄酸（rhein）：黄色针状结晶，m.p.321～322 ℃，溶于碱溶液、吡啶，微溶于乙醇、苯、氯仿、乙醚、石油醚，几乎不溶于水。

(5) 大黄素甲醚 8-O-β-D-葡萄糖苷（anthraglycosibe A）：黄色针晶（稀甲醇中结晶），m.p.230～232 ℃。

(6) 大黄素 8-O-β-D-葡萄糖苷（anthraglycoside B）：浅黄色针晶（稀乙醇中结晶），含 1 分子水，m.p.190～191 ℃。

(7) 白藜芦醇（resveratrol）：无色针状结晶，m.p.256～257 ℃，216 ℃升华，易溶于乙醚、氯仿、甲醇、乙醇、丙酮等。

(8) 白藜芦醇苷（polydatin）：无色颗粒状结晶，双熔点分别为 130～140 ℃、225～226 ℃，易溶于甲醇、乙醇、丙酮、热水，可溶于乙酸乙酯、碳酸钠溶液和氢氧化钠溶液，稍溶于冷水，难溶于乙醚。

部分蒽醌类化合物核磁共振数据如下：

(1) 大黄素的核磁共振氢谱和碳谱数据：

^{1}H NMR (400 MHz, DMSO-d_6) δ_H：7.16 (1H, dd, J = 0.7, 0.4 Hz, H-2), 7.49 (1H, dd, J = 0.5, 0.4 Hz, H-4), 7.12 (1H, d, J = 2.5 Hz, H-5), 6.59 (1H, d, J = 2.5 Hz, H-7), 2.41 (3H, dd, J = 0.7, 0.5 Hz, 3-Me), 12.0 (1H, s, 1-OH), 11.4 (1H, s, 6-OH), 12.1 (1H, s, 8-OH)。

^{13}C NMR (100 MHz, DMSO-d_6) δ_C：161.5 (C, C-1), 124.2 (CH, C-2), 148.4 (C, C-3), 120.6 (CH, C-4), 132.9 (C, C-4a), 108.8 (CH, C-5), 165.6 (C, C-6), 108.2 (CH, C-7), 164.5 (C, C-8), 109.1 (C, C-8a), 189.8 (C, C-9), 113.5 (C, C-9a), 181.5 (C, C-10), 135.2 (C, C-10a), 21.6 (CH$_3$, 3-Me)。

(2) 大黄素甲醚的核磁共振氢谱和碳谱数据：

^{1}H NMR (400 MHz, CD$_3$Cl) δ_H：7.07 (1H, dd, J = 0.9, 0.7 Hz, H-2), 7.62 (1H, dd, J = 0.9, 0.6 Hz, H-4), 7.36 (1H, d, J = 2.6 Hz, H-5), 6.68 (1H, d, J = 2.6 Hz, H-7), 2.44 (3H, dd, J = 0.7, 0.6 Hz, 3-Me), 12.1 (1H, s, 1-OH), 3.93 (3H, s, 6-OMe), 12.3 (1H, s, 8-OH)。

^{13}C NMR (100 MHz, CD$_3$Cl) δ_C：162.5 (C, C-1), 124.5 (CH, C-2), 148.4 (C, C-3), 121.3 (CH, C-4), 133.2 (C, C-4a), 108.2 (CH, C-5), 166.6 (C, C-6), 106.8 (CH,

C-7),165.2(C,C-8),110.3(C,C-8a),190.8(C,C-9),113.7(C,C-9a),182.1(C,C-10),135.3(C,C-10a),22.2(CH$_3$,3-Me),56.1(CH$_3$,6-OMe)。

(3) 大黄酚的核磁共振氢谱和碳谱数据：

^{1}H NMR(400 MHz,DMSO-d_6) δ_H：7.22(1H,dd,J=1.2,0.8 Hz,H-2),7.55(1H,dd,J=1.2,0.5 Hz,H-4),7.71(1H,dd,J=7.6,1.3 Hz,H-5),7.80(1H,dd,J=8.4,7.6 Hz,H-6),7.38(1H,dd,J=8.4,1.3 Hz,H-7),2.44(3H,dd,J=0.8,0.5 Hz,3-Me),11.9(1H,s,1-OH),12.0(1H,s,8-OH)。

^{13}C NMR(100 MHz,DMSO-d_6) δ_C：161.7(C,C-1),124.2(CH,C-2),149.3(C,C-3),120.6(CH,C-4),133.1(C,C-4a),119.4(CH,C-5),137.4(CH,C-6),124.5(CH,C-7),161.4(C,C-8),115.9(C,C-8a),191.7(C,C-9),113.9(C,C-9a),181.6(C,C-10),133.4(C,C-10a)。

(4) 大黄酸的核磁共振氢谱和碳谱数据：

^{1}H NMR(400 MHz,DMSO-d_6) δ_H：7.77(1H,d,J=1.5 Hz,H-2),8.14(1H,d,J=1.5 Hz,H-4),7.75(1H,dd,J=7.5,1.1 Hz,H-5),7.84(1H,dd,J=8.2,7.5 Hz,H-6),7.41(1H,dd,J=8.2,1.1 Hz,H-7)。

^{13}C NMR(100 MHz,DMSO-d_6) δ_C：161.5(C,C-1),124.2(CH,C-2),138.2(C,C-3),119.1(CH,C-4),133.6(C,C-4a),119.5(CH,C-5),137.6(CH,C-6),124.6(CH,C-7),161.3(C,C-8),116.3(C,C-8a),191.5(C,C-9),118.5(C,C-9a),181.3(C,C-10),133.4(C,C-10a),165.5(C,3-COOH)。

(5) 芦荟大黄素（aloe emodin）的核磁共振氢谱和碳谱数据：

^{1}H NMR(400 MHz,DMSO-d_6) δ_H：7.29(1H,d,J=1.7 Hz,H-2),7.69(1H,d,J=1.7 Hz,H-4),7.72(1H,dd,J=7.6,1.2 Hz,H-5),7.80(1H,dd,J=8.3,7.6 Hz,H-6),7.38(1H,dd,J=8.3,1.2 Hz,H-7),4.63(2H,m,3-CH_2OH),5.62(1H,s,3-CH$_2$OH),11.9(1H,s,1-OH),12.0(1H,s,8-OH)。

^{13}C NMR(100 MHz,DMSO-d_6) δ_C：161.7(C,C-1),120.8(CH,C-2),153.8(C,C-3),117.2(CH,C-4),133.2(C,C-4a),119.4(CH,C-5),137.4(CH,C-6),124.5(CH,C-7),161.4(C,C-8),116.0(C,C-8a),191.7(C,C-9),114.6(C,C-9a),181.6(C,C-10),133.5(C,C-10a),62.2(CH$_2$,3-CH$_2$OH)。

一、实验目的

(1) 学习用 pH 梯度分离蒽醌类酸性成分的一般方法。
(2) 了解蒽醌类成分的一般性质及鉴别反应。

二、实验原理

羟基蒽醌类及二苯乙烯类化合物，均可溶于乙醇中，故可用乙醇将它们提取出来。本实验是根据游离蒽醌类成分能溶于乙醚等低极性溶剂，苷在低极性溶液中溶解度很小的溶解性差异使羟基蒽醌类与苷分离；又利用羟基蒽醌类化合物酸性强弱不同进行分离：具羧基或多个 β – 酚羟基的羟基蒽醌类化合物可溶于碳酸氢钠溶液，具一个 β – 酚羟基蒽醌类化合物可溶于碳酸钠溶液，故可以用 pH 梯度法进行分离。

三、实验材料与仪器

虎杖药粉、氯仿、乙醇、乙醚、5% 碳酸钠溶液、5% 碳酸氢钠溶液、5% 氢氧化钠溶液、浓盐酸、pH 试纸、500 mL 烧杯、250 mL 三角瓶、蒸发皿、125 mL 梨形分液漏斗、循环水泵、旋转蒸发仪、水浴锅。

四、实验内容

（一）总提取物制备

取虎杖药粉 100 g，置于 500 mL 烧杯中，加入 200 mL 乙醇，超声破碎 5 min，抽滤；药渣再加入 150 mL 乙醇，超声破碎 5 min，抽滤；合并 2 次乙醇提取液，减压回收乙醇至干，得膏状总提取物；称重，计算提取率。

（二）分离

1. 亲脂性成分与亲水性成分的分离

在膏状总提取物中加水 10 mL、乙醚（或氯仿）50 mL 充分振摇后放置，分出乙醚（或氯仿）层，置于 250 mL 三角瓶中；水层再加入 25 mL 乙醚（或氯仿）振摇，放置，分出乙醚（或氯仿）液；用同样的方法操作 2 次，合并乙醚（或氯仿）液即为亲脂性成分——总游离蒽醌，乙醚（或氯仿）提剩物中含水溶性成分（虎杖苷等）。

2. 游离蒽醌的分离

（1）强酸性蒽醌成分分离：将上述含总游离蒽醌的乙醚（或氯仿）液置于 125 mL 分液漏斗中，加 5% 碳酸氢钠溶液 30 mL 萃取（记录 5% 碳酸氢钠溶液 pH），放置使其充分分层，分出碱水溶液；用同样方法萃取 2 次，合并碱水溶液，边搅拌边缓缓滴加 6 mol/L 盐酸调 pH 为 2 时稍放置即可析出沉淀，抽滤，用水洗涤沉淀至中性，将沉淀置于表面皿上干燥，即得强酸性蒽醌成分。

（2）中等酸性成分大黄素的分离：将碳酸氢钠萃取过的乙醚（或氯仿）液用 5% 碳酸钠溶液（记录 5% 碳酸钠溶液 pH）萃取 5 次，每次 30 mL，直至萃取液较浅为止；合并碳酸钠萃取液，小心加盐酸调 pH 为 3 时，放置即可析出沉淀，抽滤，用水洗涤沉淀至中性，抽干即得大黄素，干燥称重。用甲醇 – 氯仿溶剂体系重结晶。

（3）弱酸性成分的分离：将上述（2）中萃剩的乙醚（或氯仿）层用 5% NaOH 溶液萃取 4～5 次（每次 20～30 mL），合并 NaOH 溶液，经 HCl 酸化至 pH 为 3 后可得弱酸性蒽醌类成分大黄酚和大黄素 6 – 甲醚混合物。

3. 中性成分甾醇类化合物的分离

将氢氧化钠萃取过的乙醚（或氯仿）液，用水洗涤至中性，经无水硫酸钠脱水，回收乙醚（或氯仿）得残留物，以甲醇热溶 2 次（分别为 10 mL、5 mL），过滤并合并甲醇液，浓缩，放置结晶，滤出沉淀，用少量石油醚洗涤，再用甲醇重结晶，即得 β - 谷甾醇。

（三）产物鉴定

1. 化学检识

分别取大黄素、大黄酚等少许，用乙醚溶解，制成试液。

（1）碱液试验：取试液 1 mL，加 20% NaOH 数滴，观察颜色。

（2）醋酸镁反应：取试样 1 mL，加醋酸镁试剂数滴，观察现象。

2. 薄层层析鉴定

用硅胶 G 板进行薄层层析，以石油醚 - 乙酸乙酯（3∶2）为展开剂，显色剂用氨蒸气熏或 5% 氢氧化钾（KOH）喷雾，检测产物纯度。

3. NMR 鉴定

取适量的干燥样品，用氘代二甲基亚砜（DMSO）或氘代氯仿溶解，再转移至核磁管中测定其氢谱和碳谱。

五、思考题

（1）羟基蒽醌类成分具有哪些性质？根据它的性质，说明提取与分离蒽醌类化合物的原理。

（2）大黄素的碱液反应和醋酸镁反应的原理各是什么？

实验八　超声波辅助提取穿山龙有效成分及其薯蓣皂苷纯化

背景知识

穿山龙别名野山药，为薯蓣科（Dioscoreaceae）植物穿龙薯蓣（*Dioscorea nipponica* Makino）的根茎，临床上常用于腰腿疼痛、筋骨麻木、跌打损伤、咳嗽喘息、气管炎等的治疗。其有效成分是薯蓣皂苷（dioscin）及多种甾体皂苷，含量为 1.5% ~ 2.6%。水解薯蓣皂苷后可得薯蓣皂苷元（diosgenin）。薯蓣皂苷和薯蓣皂苷元的结构如图 4 - 7 所示。

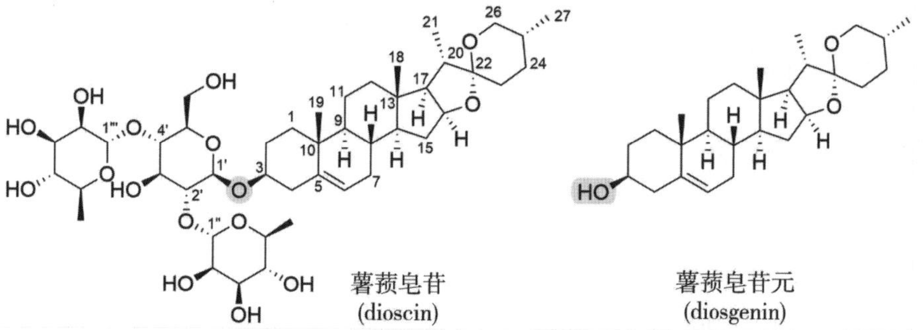

图 4-7 薯蓣皂苷和薯蓣皂苷元的结构

薯蓣皂苷的核磁共振碳谱数据如下：

^{13}C NMR (75 MHz, pyridine-d_5) δ: 37.6 (CH$_2$, C-1), 30.3 (CH$_2$, C-2), 78.1 (CH, C-3), 39.1 (CH$_2$, C-4), 141.1 (C, C-5), 121.9 (CH, C-6), 32.5 (CH$_2$, C-7), 31.8 (CH, C-8), 50.5 (CH, C-9), 37.3 (C, C-10), 21.3 (CH$_2$, C-11), 40.0 (CH$_2$, C-12), 40.6 (C, C-13), 56.8 (CH, C-14), 32.4 (CH$_2$, C-15), 81.3 (CH, C-16), 63.0 (CH, C-17), 16.5 (CH$_3$, C-18), 19.5 (CH$_3$, C-19), 42.1 (CH, C-20), 15.2 (CH$_3$, C-21), 109.4 (C, C-22), 32.0 (CH$_2$, C-23), 29.4 (CH$_2$, C-24), 30.7 (CH, C-25), 67.0 (CH$_2$, C-26), 17.5 (CH$_3$, C-27), 100.4 (CH, C-1′), 78.8 (CH, C-2′), 77.0 (CH, C-3′), 78.2 (CH, C-4′), 78.0 (CH, C-5′), 61.4 (CH, C-6′), 102.2 (CH, C-1″), 72.9 (CH, C-2″), 72.7 (CH, C-3″), 74.0 (CH, C-4″), 69.6 (CH, C-5″), 18.8 (CH$_3$, C-6″), 103.0 (CH, C-1‴), 73.0 (CH, C-2‴), 72.6 (CH, C-3‴), 74.3 (CH, C-4‴), 70.6 (CH, C-5‴), 18.6 (CH$_3$, C-6‴)。

一、实验目的

（1）掌握硅胶柱层析技术分离大极性化合物的方法。
（2）掌握利用化合物性质对粗提物进行有效成分富集的方法。

二、实验原理

薯蓣皂苷分子中含 3 个糖基，极性较大，可被甲醇提取；通过不同极性溶剂梯度萃取，薯蓣皂苷在正丁醇萃取液中得到富集；用氯仿-甲醇作洗脱剂经硅胶柱层析可进一步地纯化薯蓣皂苷。

三、实验材料与仪器

穿山龙、甲醇、正丁醇、乙醚、氯仿、柱层析硅胶（200～300 目）、250 mL 烧杯、抽滤装置、分液漏斗（100 mL 或 250 mL）、旋转蒸发仪、色谱柱 2.5 cm×30 cm 1 根、

25 mL 三角瓶 10 个、蒸发皿、脱脂棉、长玻璃棒、胶塞（2 个）、双连球、薄层层析硅胶板、超声波细胞破碎仪。

四、实验内容

（一）穿山龙有效成分的提取

将穿山龙粉碎，称取 50 g 药粉置于 250 mL 烧杯中，加 3 倍量甲醇，超声破碎 1～2 min，倾出上清液；再取 2 倍量甲醇重复提取一次，合并 2 次提取液，抽滤；将滤液转移到 250 mL 圆底烧瓶（烧瓶预先干燥称重 m_1），经旋转蒸发仪减压浓缩，得浸膏，再将烧瓶称重 m_2；计算浸膏量（浸膏重量 = $m_1 - m_2$）和提取率。

（二）薯蓣皂苷溶剂萃取纯化

将"四、实验内容（一）"获得的浸膏悬浮在 20 mL 去离子水中，搅拌振摇使浸膏尽量分散，然后转移至 100 mL 分液漏斗中，加入 20 mL 乙醚振摇（振摇不宜过分剧烈，以免产生乳化），分出乙醚层；再加入 15 mL 正丁醇振摇，分出正丁醇层，重复用正丁醇萃取 3 次。经旋转蒸发仪减压浓缩正丁醇萃取液，得正丁醇萃取物，称重，计算正丁醇萃取层得率［按"四、实验内容（一）"中的方法计算］。

（三）薄层层析鉴定以及薯蓣皂苷柱层析条件探索

取少量正丁醇萃取物，用适量甲醇溶剂溶解后，以氯仿、甲醇、水为展开剂，采用碘蒸气显色法，探索柱层析条件。氯仿 – 甲醇 – 水的配比为 8∶2.5∶0.5 或 7∶3∶0.5，或进行适当比例加减。

（四）薯蓣皂苷的柱层析法分离

（1）拌样：取约 0.5 g 的薯蓣皂苷粗提物（正丁醇萃取物）于蒸发皿内，加入约 3 倍量的甲醇溶解，再拌入 1.5 g 柱层析硅胶（200～300 目，少量多次加入），拌匀后于水浴中加热挥干溶剂。

（2）干法装柱：在色谱柱底部塞入少量棉花，松紧适宜（切勿将棉花塞得过紧，以免影响流速）。称取 10 g 硅胶备用。开启色谱柱活塞，用滤纸做成无颈漏斗，通过漏斗将 10 g 硅胶填到层析柱中，用洗耳球轻轻对称敲打色谱柱，使硅胶沉降到底部，充填平整、填实，层析柱填充完毕。

（3）上样：将拌好挥干的样品硅胶粉末填充在平整的硅胶柱上，轻轻敲打色谱柱使其填实，盖上脱脂棉，装样完毕。

（4）洗脱与收集：按选定的展开剂配比，配制洗脱液 100～150 mL，开启活塞，将洗脱液小心地加至层析柱硅胶表面。第一次应加尽量多的洗脱液使液柱尽可能高，并使用双连球适当加压，以加速洗脱液流动。收集每个馏分约 10 mL 于锥形瓶中，采用薄层层析法检测经柱层析所收集的各洗脱液中的化学成分，鉴定含薯蓣皂苷的洗脱液。将基本上含相同成分的洗脱液合并，浓缩，得薯蓣皂苷纯品。称重，计算薯蓣皂苷得率。

（五）产品纯度鉴定

用薄层层析法进行薯蓣皂苷纯品纯度鉴定。

五、思考题

为什么薯蓣皂苷柱层析分离采用氯仿-甲醇洗脱液系统而不是石油醚-乙酸乙酯洗脱液系统？

实验九　超临界 CO_2 流体技术提取丁香挥发性成分及其 GC-MS 分析

背景知识

丁香为桃金娘科（Myrtaceae）植物丁香（*Eugenia caryophyllata* Thunb.）的花蕾，习称公丁香，通常于9月至次年3月花蕾由绿转红时采收，晒干。丁香作为传统药材主要用于治疗脾胃虚寒、呃逆呕吐、食少吐泻、心腹冷痛、肾虚阳痿。花蕾含挥发油（即丁香油）可达14%～20%，其主要成分为丁香酚（eugenol）、β-丁香烯（β-caryophyllene）、乙酰丁香酚（acetyleugenol）、α-丁香烯（α-caryophyllene）、苯甲醇（benzyl alcohol）、苯乙酸甲酯（methyl phenylacetate）、3-甲氧基苯甲醛（3-methoxybenzaldehyde）、依兰烯（ylangene）、胡椒酚（chavicol）等。丁香中挥发油主要成分的结构见图4-8。果实入药的为母丁香，其挥发油含量为2%～9%。研究表明，丁香精油成分及含量因其产地和提取方法的不同存在一定的差异。据报道，水蒸气蒸馏时，丁香油中的环氧丁香烯变为丁香烯；采用苯提取的丁香油则含有环氧丁香烯。丁香油具有多种药用价值，如抗菌、抗炎、抗氧化、抗衰老、解热及麻醉等作用。另外，研究表明丁香还具有驱虫杀螨、食品保鲜等多种功能。

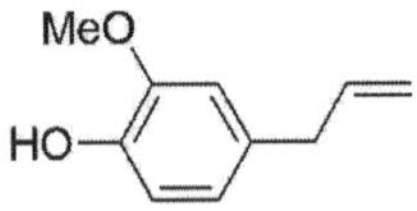

丁香酚
(eugenol)

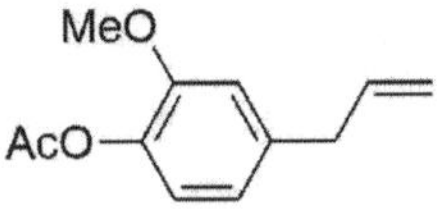

乙酰丁香酚
(acetyleugenol)

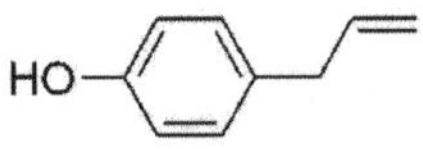

胡椒酚
(chavicol)

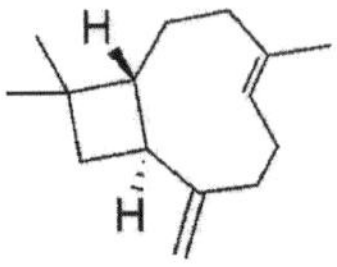

β-丁香烯
(β-caryophyllene)

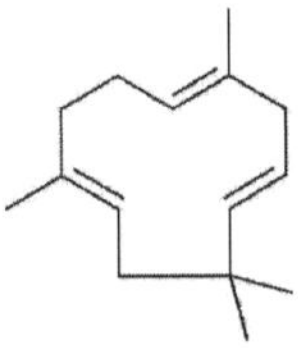

α-丁香烯
(α-caryophyllene)

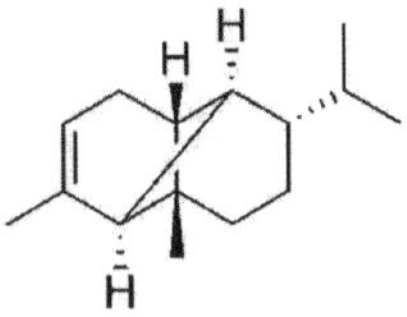

依兰烯
(ylangene)

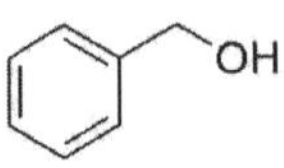

苯甲醇
(benzyl alcohol)

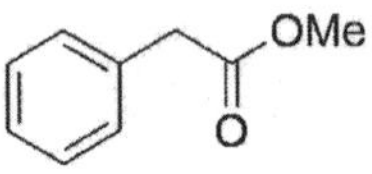

苯乙酸甲酯
(methyl phenylacetate)

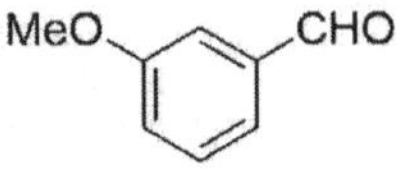

3-甲氧基苯甲醛
(3-methoxybenzaldehyde)

图 4-8 丁香中挥发油主要成分的结构

一、实验目的

（1）了解超临界 CO_2 流体萃取的基本原理。
（2）了解超临界 CO_2 流体萃取的操作技术。

二、实验原理

丁香化学成分主要为小极性的倍半萜类、简单酚类及芳香醚类化合物，易被超临界 CO_2 流体萃取。

采用 CO_2 作为萃取剂的超临界萃取装置具有以下特点：① 操作范围广，便于调节；② 选择性好，可通过控制压力和温度，有针对性地萃取所需成分；③ 操作温度低，在接近室温条件下进行萃取；④ 萃取后 CO_2 不残留在萃取物上；⑤ CO_2 无毒、无味，不燃烧，价廉易得，可循环使用。

三、实验材料与仪器

丁香、CO_2 气体、SFE-100 超临界 CO_2 萃取设备、筛子、粉碎机。

四、实验内容

(一) 原料预处理

将丁香置于粉碎机中粉碎,过40目筛。

(二) 萃取

(1) 取100 g过筛后的丁香药粉装入萃取釜;CO_2由高压泵加压和换热器加温后成为超临界流体,该流体通过萃取釜后,保持一段时间,将小极性的成分萃取出来;溶解了小极性成分的超临界CO_2流体离开萃取釜后,经由减压阀节流膨胀,压力降低,在解析釜中,由于溶解能力减小,小极性成分大量析出。SFE-100超临界CO_2萃取设备简易流程见图4-9。

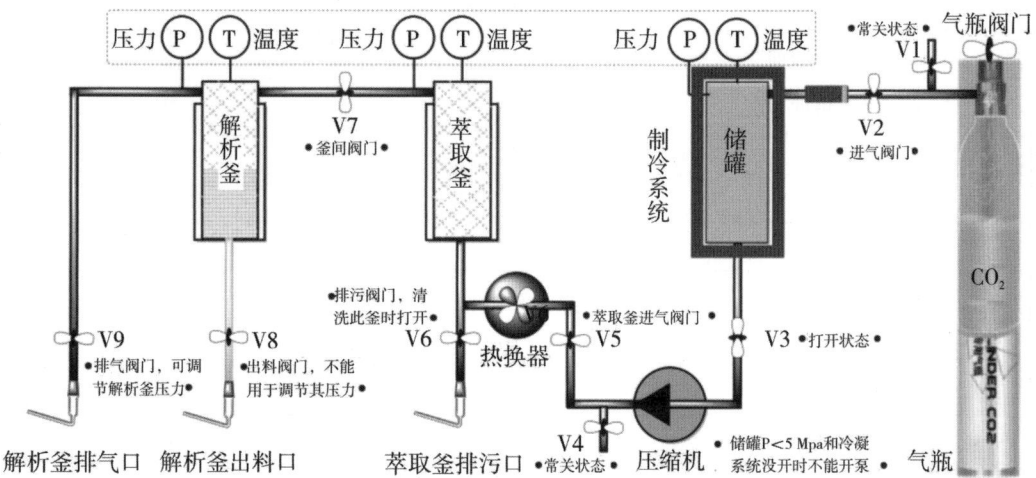

图4-9 SFE-100超临界CO_2萃取设备简易流程

(2) 从解析釜中析出丁香油,称重,并计算提取率。

(三) 萃取物鉴定

1. 薄层层析定性鉴定

取少量萃取物,加1 mL乙酸乙酯溶解,适量点样于硅胶G薄层板上,以石油醚-乙酸乙酯(9∶1)展开,然后喷洒茴香醛-浓硫酸显色剂,110 ℃加热5 min,萜类化合物显紫色,丁香酚显红色。

2. 气相色谱-质谱联用(Gas Chromatography - Mass Spectrometry,GC-MS)**分析**

仪器:Thermo Finnigan Trace GC Ultra + Trace DSQ。

色谱柱:DB-5MS毛细管柱 (为5%苯甲基聚硅氧烷石英毛细管柱)。

柱温：起始温度 50 ℃，保持 1 min，以 20 ℃/min 升温至 230 ℃，维持 5 min。
进样口温度：240 ℃。
载气：氦气（He），恒流模式，流速 1.5 mL/min。
分流比：30∶1。
离子源温度：230 ℃。
质荷比（m/z）扫描范围：50～650。
溶剂延迟：3 min。

五、思考题

（1）简述超临界流体的概念。

（2）超临界流体的特性是什么？

附表　常见药用植物超临界萃取条件

不同植物来源的油	压力/MPa	温度/℃
柴胡果实精油	20	50
川芎挥发油	34.5	60
大豆油，葵花籽油	9～70	17～50
大蒜油	25	40
姜黄油	25	45
辣椒油	50	常温至 90 ℃
柠檬果皮精油	30	40
肉桂精油	28	45
紫丁香精油	3.5	14

实验十　水蒸气蒸馏提取莪术中的挥发性成分及其 GC-MS 分析

背景知识

莪术为姜科（Zingiberaceae）植物莪术（*Curcuma phaeocaulis* Valeton）的根茎，其挥发油的临床应用较广泛，成熟的产品有莪术油、莪术注射液等，主要药理活性成分是莪术酮及莪术醇，有抗菌、抗炎、抗病毒、抗真菌及较好的抗肿瘤作用。此外，莪术油胶丸还用于治疗消化性溃疡，也有用莪红（莪术和红花）注射液治疗冠心病的报道。

莪术根茎中含 1.0%～2.5% 挥发油，主要成分为多种倍半萜类，其中以莪术双环烯酮（curcumenone）、莪术醇（curcumol）为主，此外，还含有（4S）- 二氢莪术双环烯酮［（4S）-dihydrocurcumenone］、莪术烯（curzerene）、焦蓬莪术酮（pyrocurzerenone）、莪术烯醇（curcumenol）、原莪术烯醇（procurcumenol）、莪术呋喃二烯酮（furanodienone）等。莪术中挥发性成分的结构如图 4-10 所示。

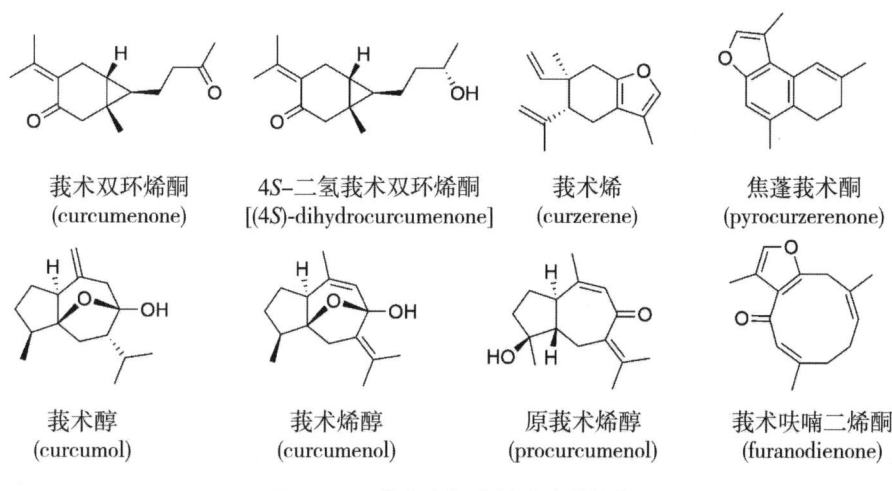

图 4-10 莪术中挥发性成分的结构

一、实验目的

（1）掌握水蒸气蒸馏技术提取天然药物挥发油的原理与操作。
（2）了解挥发性成分分析常用样品前处理方法。
（3）了解 GC-MS 用于挥发性成分分析鉴定的原理及操作。

二、实验原理

莪术含大量挥发油，其主要成分与水不相混溶，故可用水蒸气蒸馏法提取莪术挥发油。莪术醇在低温时可从莪术挥发油中析出，故可用低温析脑法将莪术醇从挥发油中分离出来。在冷却时，挥发油的主要成分可能结晶析出，这种析出物习称"脑"，滤去析出物的油称为"脱脑油"。

三、实验材料与仪器

莪术、500 mL 圆底烧瓶、挥发油提取器、球形冷凝管、电热套、5 mL 具塞样品瓶

1个、滴管1支。

四、实验内容

(一) 莪术挥发油的提取

称取莪术饮片100 g,剪碎,置于500 mL圆底烧瓶中,加5~8倍水浸泡约30 min后,安装挥发油提取器与回流冷凝管,如图4-11所示。自冷凝管上端加水充满挥发油提取器的刻度部分,至水溢流入烧瓶时为止。缓缓加热烧瓶内容物至沸腾,蒸馏收集油层,保持微沸蒸馏2.5~6 h,至油层不再增加,停止加热。放置片刻,待整个系统冷却,打开挥发油提取器底部活塞,将水缓缓放出,使挥发油液面缓缓降至零刻度处,读取挥发油产品的体积并计算挥发油的提取率。拆除冷凝管,将莪术挥发油收集在具塞样品瓶中。

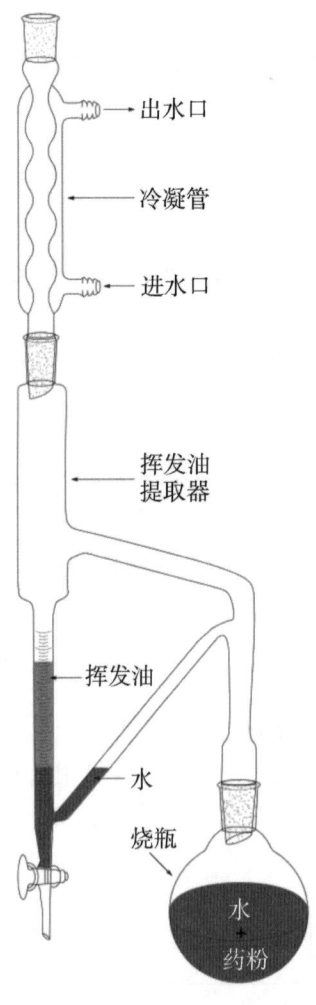

图4-11 水蒸气蒸馏提取莪术挥发油的装置示意

（二）莪术醇的分离

将上述提取得到的挥发油置于冰箱中（0～5 ℃），放置一段时间即可析出莪术醇，过滤，得结晶状物，用石油醚洗涤后再用无水乙醇重结晶即得莪术醇的针状结晶，测其熔点，应为 141～142 ℃。

（三）莪术挥发油的鉴定

1. 莪术挥发油物理常数的测定

比重 $d=0.6～0.99$；比旋光度 $[\alpha]_D^{20} +25°$（5% EtOH）；折光率 $n=1.500～1.510$。

2. 莪术挥发油薄层层析鉴定

（1）配制对照品及样品溶液：①用石油醚配制莪术挥发油对照品溶液；②用石油醚配制莪术醇溶液；③用石油醚配制莪术挥发油样品溶液。

（2）薄层层析：用毛细管将样品和对照品溶液点在硅胶 G 板上，分别用石油醚、石油醚－乙酸乙酯（9∶1）混合液为展开剂展开，挥干溶剂后喷洒茴香醛－浓硫酸显色剂，烘烤显色。

3. GC-MS 鉴定

仪器：Thermo Finnigan Trace GC Ultra + Trace DSQ。

色谱柱：DB-5MS 毛细管柱（为 5% 苯甲基聚硅氧烷石英毛细管柱）。

柱温：起始温度 60 ℃，保持 4 min，以 10 ℃/min 的速率升温至 220 ℃，维持 20 min。

进样口温度：220 ℃

载气：氦气（He），恒流模式，流速 1.5 mL/min。

分流比：30∶1。

离子源温度：220 ℃。

m/z 扫描范围：50～650。

溶剂延迟：3 min。

实验十一　高速逆流色谱技术分离丹参脂溶性成分

背景知识

丹参是一种传统中药，为唇形科（Lamiaceae）植物丹参（*Salvia miltiorrhiza* Bunge）的干燥根和根茎。丹参具有活血祛瘀、通经止痛、清心除烦、凉血消痈的功能，用于胸痹心痛、脘腹胁痛、癥瘕积聚、热痹疼痛、心烦不眠、月经不调、痛经经闭、疮疡肿痛。丹参中活性成分结构多样，主要包含以丹参酮型二萜为主的二萜类脂溶性成分和以酚酸为主的水溶性成分，此外，还含有生物碱、内酯类化合物、多糖、黄酮、甾体、三萜等成分。脂溶性的二萜类化合物主要包括丹参酮ⅡA（tanshinone ⅡA）、隐丹参酮（cryptotanshinone）、丹参酮Ⅰ（tanshinone Ⅰ）、丹参酮ⅡB（tanshinone ⅡB）等，水溶性的酚酸类主要包括丹参素（salvianic acid A）、丹酚酸A（salvianolic acid A）、丹酚酸B（salvianolic acid B）等，这些主要成分是丹参发挥治疗心脑血管疾病的药效的物质基础。丹参中丹参酮型二萜类和酚酸类成分的结构见图4-12。

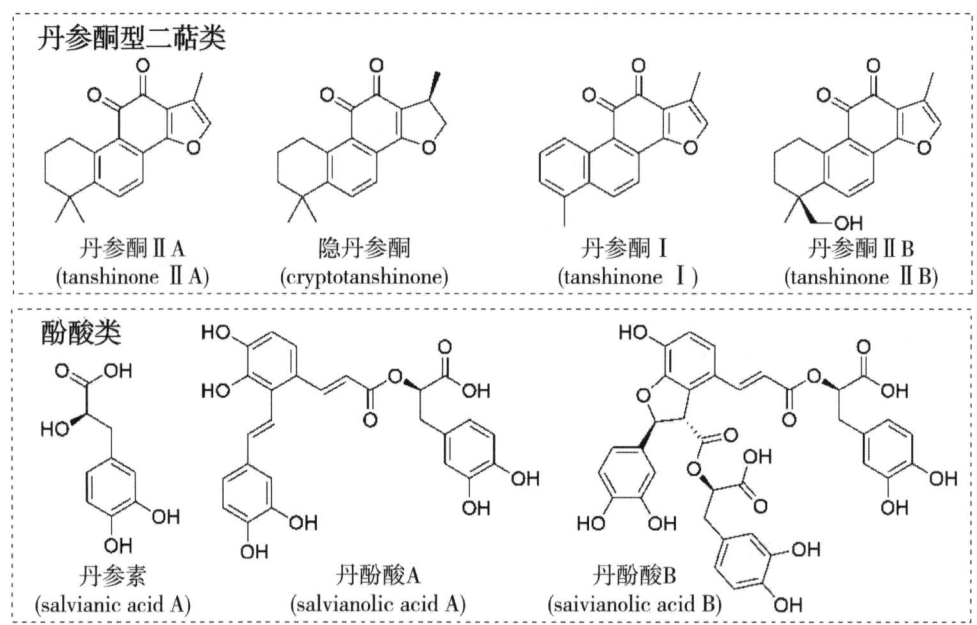

图4-12 丹参中丹参酮型二萜类和酚酸类成分的结构

一、实验目的

（1）了解高速逆流色谱技术分离药用植物有效成分的基本原理。
（2）了解高速逆流色谱技术分离装置的基本操作。

二、实验原理

高速逆流色谱是一种基于液-液多级逆流萃取建立的色谱体系，没有固定相载体，避免了待分离样品与固定相载体表面产生化学反应和不可逆吸附；高速逆流色谱可以直接纯化粗制样品，尤其适合于分离极性较大的组分，仪器及试剂成本明显低于高效液相色谱，适用于制备高纯度、高附加值的化合物。

三、实验材料与仪器

丹参、正己烷（分析纯）、乙醇（分析纯）、去离子水、半制备型高速逆流色谱仪、聚四氟乙烯管、进样圈（5 mL）、柱塞式泵、紫外检测仪、记录仪。

四、实验内容

（一）丹参粗提物制备

取丹参根细粉 20 g 混悬于 50 mL 乙醇中，超声提取 3 min，沉降后倾出上清液；杯中沉淀再加 25 mL 乙醇，超声提取 3 min；合并 2 次提取液，过滤，滤液在旋转蒸发仪上蒸干至无乙醇，得到浸膏；称重，计算提取率。

（二）高速逆流色谱分离

（1）高速逆流色谱流动相配制：取正己烷：乙醇：水 = 10：7：3（体积比）于分液漏斗中，充分振摇，静置 2 h，得到溶剂体系。

（2）分离：将溶剂体系的上相以 8 mL/min 的速度泵入高速逆流色谱螺旋管使之充满，作为固定相。

（3）平衡：使高速逆流色谱仪以 800 r/min 的转速旋转，同时以 2.0 mL/min 的速度泵入溶剂体系的下相，作为流动相；当流动相的前沿出现（即流出高速逆流色谱的出口端），说明两相平衡建立。

（4）上样与洗脱：用溶剂体系的下相溶解粗提物浸膏，超声波助溶，离心后取上清液，从进样阀上样 5 mL（约 100 mg）；洗脱过程中紫外检测仪在 280 nm 波长下连续监测，根据记录仪所显示的洗脱峰，收集洗脱组分。

（5）各洗脱组分的薄层色谱鉴定：将各组分浓缩，并用乙醇溶解配制成组分样品溶液；另外取对照品丹参酮ⅡA、隐丹参酮、丹参酮Ⅰ适量，分别用乙醇溶解配制成对照品溶液；吸取上述溶液，分别点于同一硅胶 G 薄层板上，以三氯甲烷 – 甲苯 – 乙酸乙酯 – 甲醇 – 甲酸（6：4：8：1：4）为展开剂展开，展至斑点距原点约 4 cm，取出，晾干，再以石油醚 – 乙酸乙酯（4：1）为展开剂展开，展至斑点距原点约 8 cm，取出，晾干；分别置于日光及紫外光灯（365 nm）下检视，判断各组分的成分。

实验十二 中草药化学成分的系统预试验

背景知识

中药中所含的化学成分较为复杂，在提取分离未知中药成分之前，一般可先进行简单的预试验，初步了解其中可能含有哪些类型的化合物，以便对后面的提取分离工作提供参考。预试验方法一般可分为两大类：一类是单项预试验法，即根据需要，重点检查某类成分。例如，寻找中药中是否含生物碱成分，仅需进行生物碱的定性反应，以检查生物碱的存在与否。另一类是系统预试验法，即选用简单的定性方法对中药中各类成分进行较为全面的试验。

一、实验目的

（1）学习中药化学成分的预试验方法及原理。
（2）掌握中药预试验的程序及结果判断方法。

二、实验原理

系统预试验和单项预试验的原理相似：首先制备供试液，然后进行各类成分的检识。制备供试液主要是利用各类化学成分在不同溶剂中的溶解度不同将其分成数个部分，如水溶性、醇溶性及脂溶性部分。有时，还可结合化合物的酸碱性不同，采用酸或碱处理，使其再细分为含酸性、含碱性及含中性的化合物部分，再根据化合物极性大小采用吸附薄层层析或纸层析进行观察。

一般预试验的结果只能供参考，因为预试验所采用的检出反应往往不是专属性很高的反应，或是各类成分之间存在干扰，使结果不明显或不正确。因此，要学会根据检识反应的检识范围及供试液的制备方法和层析结果诸因素综合考虑后再得出一个恰当的结论。

三、实验材料与仪器

药材粉、95%乙醇、石油醚（60～90 ℃）、盐酸、碘化铋钾试剂、碘化汞钾试剂、硅钨酸试剂、双缩脲试剂、茚三酮试剂、pH试纸、溴酚蓝试剂、三氯化铁试剂、铁氰化钾－三氯化铁试剂、香草醛－盐酸试剂、斐林试剂、α－萘酚－硫酸试剂、苯胺－邻苯二甲酸试剂、醋酐－浓硫酸试剂、盐酸－镁粉试剂、三氯化铝试剂、4－氨基安替比林溶液、铁氰化钾溶液、异羟肟酸铁试剂、碱性 3,5-二硝基苯甲酸试剂、碱性苦味酸试剂、亚硝基铁氰化钠-氢氧化钠试剂、硼酸试剂、5% KOH 溶液、1% NaOH 溶液、30% 过氧化氢溶液、5% H_2SO_4 溶液。

回流提取装置（250 mL 圆底蒸馏烧瓶、球形冷凝管）、125 mL 分液漏斗、旋转蒸发仪、水浴锅、50 mL 和 100 mL 三角瓶各 2 个、试管 20 支、滤纸、表面皿。

四、实验内容

（一）供试样品制备

（1）水浸液：取中药粉末 4 g，加 40 mL 蒸馏水浸泡过夜，滤取 3 mL 滤液供检查氨基酸、多肽和蛋白质，其余部分放在 60 ℃ 水浴中加热约 10 min，过滤，滤液供糖类、有机酸、皂苷、苷类、酚类、鞣质等项的预试验。

（2）乙醇提取液：取中药粉末约 5 g，加 60 mL 95% 乙醇，于水浴中加热回流 20 min，过滤，滤液浓缩至 30 mL，供黄酮类化合物、蒽醌、鞣质、苷类、有机酸、香豆素、萜类、内酯、甾体等项的预试验。

若中药中的叶绿素较多，应先除去。可将药材用 95% 乙醇加热回流，提取液加水使其含醇量为 70%，再倾入分液漏斗中，用等体积的石油醚萃取 2 次，以除去叶绿素，分出下层 70% 乙醇提取液，减压浓缩至糖浆状，冷却过滤，再做预试验。

（3）酸性醇提取液：取中药粉末 2 g，加 0.5% 盐酸的乙醇溶液 10 mL，在水浴中回流 10 min，过滤，滤液供生物碱检查用。

（4）石油醚提取液：取中药粉末 1 g，加 10 mL 石油醚浸泡 2~3 h，过滤，滤液置表面皿上，让石油醚挥发干，残留物用于检查萜类、甾体、脂肪等。

（二）试管及滤纸片预试验法

1. 检查生物碱

取酸性醇提取液，先用稀氨水调至中性，水浴蒸干，再加 5% H_2SO_4 4 mL 溶解残渣，过滤，滤液供以下试验用：

（1）碘化汞钾试剂（Mayer 试剂）：取滤液 1 mL，加入试剂 1~2 滴，如有浅黄色或白色沉淀产生，可能有生物碱存在。

（2）碘化铋钾试剂（Dragendorff 试剂）：取滤液 1 mL，加入试剂 1~2 滴，如有红色沉淀产生，可能有生物碱存在。

（3）硅钨酸试剂：取滤液 1 mL，加入试剂 1~2 滴，如有浅黄色或灰白色沉淀产生，可能含有生物碱。

2. 检查氨基酸、多肽和蛋白质

（1）双缩脲试验（Biuret 反应）：取 1 mL 冷水浸液，加入 1% 硫酸铜溶液（1 mL）与 10% NaOH 溶液（1 mL）混合溶液 2~3 滴，摇动后溶液如显紫红色，表示含多肽或蛋白质。

（2）茚三酮试剂（Ninhydrin 试剂）：取冷水浸液 1 mL，加入 0.2% 茚三酮乙醇溶液 2～3 滴，摇匀，在沸水浴中加热 5 min，冷却后溶液如显蓝色或蓝紫色，表明含有氨基酸、多肽或蛋白质。

3. 检查有机酸

（1）pH 试纸检查：将热水提取液和乙醇提取液分别用 pH 试纸检查，如呈酸性，则可能含有游离酸或酚性化合物。

（2）溴酚蓝试剂：点取乙醇提取液于滤纸片上，喷洒 0.1% 溴酚蓝试剂，如在蓝色背景上显黄色斑点，表明可能含有机酸；如颜色不明显，可再喷洒氨水，然后暴露在盐酸气体中，背景逐渐由蓝色变为黄色，而有机酸盐斑点为蓝色。

4. 检查酚类和鞣质

（1）1% 三氯化铁试剂：取乙醇提取液 1 mL，加醋酸酸化后，再加三氯化铁试剂 1～2 滴，如溶液呈蓝墨绿色或蓝紫色，证明可能含有酚类或鞣质。提取液如为酸性，即可直接进行检查。

（2）香草醛 – 盐酸试剂：将乙醇提取液点在滤纸片上，干燥后喷洒香草醛 – 盐酸试剂，如呈不同程度的红色，表明含有具间苯二酚结构的化合物。

（3）铁氰化钾 – 三氯化铁试剂：将乙醇提取液点在滤纸片上，喷洒铁氰化钾 – 三氯化铁试剂，如呈蓝色斑点，证明可能含有鞣质、酚类或还原性化合物。

为了进一步确证是一般酚类化合物还是鞣质，可利用鞣质与生物碱或明胶产生沉淀而除去鞣质后进行试验（生物碱可选择 0.1% 咖啡碱水溶液）。

5. 检查还原糖、多糖和苷

（1）斐林试剂（Fehling 试剂）：取热水浸液 1 mL，加入新配制的斐林试剂 4～5 滴，在沸水浴上加热数分钟，如产生红棕色沉淀，证明含有还原糖或其还原性物质。

为了检查多糖和苷，另取 4 mL 水浸液，加 1 mL 斐林试剂，在水浴上加热 10 min，滤去沉淀，滤液用 10% 盐酸酸化后，再加入过量的盐酸 1 mL，于沸水浴上加热 0.5 h，如溶液中析出固体，表明可能有苷类，滤去沉淀，加 10% 氢氧化钠使溶液呈碱性，再加入斐林试剂，加热 10 min，如产生红棕色沉淀，表示可能有多糖苷或苷。

（2）α – 萘酚试验（Molish 反应）：取水提取液或乙醇提取液 1 mL，加入 5% α – 萘酚乙醇液 2～3 滴，摇匀，沿试管壁缓缓加入少量浓硫酸，如在与浓硫酸的接触面产生紫色环，证明含有糖类或苷类。

（3）苯胺 – 邻苯二甲酸试剂：将冷水浸液点在滤纸片上，喷洒苯胺 – 邻苯二甲酸试剂，在 105 ℃ 温度下加热数分钟，显棕色或棕红色即证明含有还原糖。

6. 检查皂苷

泡沫试验：取热水提取液 1～2 mL 于试管内，剧烈振摇，试管内产生大量蜂窝状泡沫，放置 10 min 以上，甚至加入乙醇，泡沫也不明显减少，表明含有皂苷。

7. 检查甾体、三萜类化合物

醋酐 – 浓硫酸试验：取乙醇提取液 3 mL，将溶液挥干，于残渣中加入 1 mL 冰醋酸使其溶解，再加入 1 mL 醋酐，最后滴入 1 滴浓硫酸，若试管中颜色呈黄→红→紫→绿等变化，表明含有甾体皂苷、甾醇或三萜类化合物，其中甾体化合物颜色变化较快，而三萜类化合物颜色变化较慢。

8. 检查黄酮类化合物

（1）盐酸－镁粉反应：取乙醇提取液 1 mL 于试管中，加镁粉少许，滴入浓盐酸数滴（必要时在沸水中加热 3 min），如显红紫色表明可能有黄酮类化合物存在。

（2）碱液试验：点取乙醇提取液点于滤纸片上，与氨蒸气接触后显黄色，当滤纸离开蒸气数分钟后，黄色又消褪，说明可能有黄酮类化合物存在。

（3）1% 三氯化铝乙醇溶液：将样品点在滤纸片上，喷洒此试剂，干燥后斑点呈黄色，于紫外光下显黄色或黄绿色荧光，表明可能有黄酮类化合物存在。

9. 检查内酯、香豆素及其苷类化合物

（1）取乙醇提取液及水提取液点于滤纸片上，放在紫外灯下观察，如有蓝色荧光，加碱液后变成黄色荧光，表明可能含有香豆素及其苷类化合物。

（2）香豆素显色反应：取乙醇提取液点于滤纸片上，先喷洒 0.5% 碳酸钠溶液于 60 ℃ 加热 20 min，香豆素开环产生酚羟基，喷洒 2% 4－氨基安替比林和 8% 铁氰化钾溶液，呈紫红色斑点。

（3）异羟肟酸铁试验（酯的反应）：取乙醇提取液 1 mL，加 3 滴盐酸羟胺饱和乙醇溶液和 10 滴氢氧化钠饱和乙醇溶液，加温至反应开始（有气泡产生），冷却，加 5% 盐酸使溶液呈弱酸性，再加 5 滴 1% 三氯化铁溶液，如溶液呈橙红色或紫色，表明含有内酯、香豆素及其苷类化合物。

10. 检查强心苷

（1）碱性 3,5－二硝基苯甲酸试剂（Kedde 试剂）：取乙醇提取液 0.5 mL，加 Kedde 试剂 3～4 滴，如溶液呈红色或紫色，表明可能含有强心苷。

（2）碱性苦味酸试剂（Baljet 试剂）：取乙醇提取液 1 mL，加入 Baljet 试剂 1 滴，如溶液呈橙色或红色，表明可能含有强心苷。

（3）亚硝基铁氰化钠－氢氧化钠试剂：取乙醇提取液 1 mL，在水浴上蒸干，用 1 mL 吡啶溶解残渣，加入 0.3% 亚硝基铁氰化钠溶液 4～5 滴，混匀，再加入 10% NaOH 溶液 1～2 滴，摇匀，如溶液呈红色，而颜色又逐渐消失，表明可能含有强心苷。

11. 检查蒽醌类

（1）1% 硼酸溶液：将乙醇提取液点于滤纸片上，喷洒 1% 硼酸溶液，如呈黄橙、红色或显荧光，表明含蒽醌及其苷类。

（2）5% KOH 溶液：将乙醇提取液点于滤纸片上，喷洒 5% KOH 溶液，如呈黄橙、红色或显荧光，表明含蒽醌及其苷类。

（3）碱性试验：取乙醇提取液 1 mL，加入 1% NaOH 溶液 1 mL，如溶液呈红色，加入少量 30% 过氧化氢溶液，加热后，红色不褪，用酸液酸化，如红色消褪，表明含有蒽醌及其苷类。

12. 检查挥发油

水浸液如有香味，表明可能含有挥发油。将乙醇提取液滴于滤纸片上，如滤纸片上的油斑能在大气中自然挥发，就可能含有挥发油。

需要注意：预试验的结果通常只能说明可能含有哪些化合物，根据提供的材料可进行提取和分离方法的设计，所得的成分需经过进一步的分析和鉴定，才能得出是何种化合物的结论。

五、思考题

（1）如何才能提高预试验的准确性？

（2）中药化学成分预试验有何意义？在判断预试验结果时应注意哪些问题？

参 考 文 献

[1] RICHARD J P CANNELL. Natural products isolation [M]. New Jersey: Humana Press, 1998.

[2] 张镜澄. 超临界流体萃取 [M]. 北京: 化学工业出版社, 2000.

[3] 成新法, 冯长根, 王耘, 等. 超临界 CO_2 萃取中草药活性成分溶剂特性研究 [J]. 化学通报, 2000 (3): 66.

[4] 古昌红, 傅敏, 丁培道, 等. 超声波降解吡啶溶液 [J]. 化学研究与应用, 2003, 15 (3): 387 - 389.

[5] 张华莲, 胡希明, 赖声礼. 微波对化学反应作用的动力学原理研究 [J]. 华南理工大学学报 (自然科学版), 1997, 25 (9): 46 - 50.

[6] 李核, 李攻科, 张展霞. 微波辅助萃取技术的进展 [J]. 分析化学, 2003, 31 (10): 1261 - 1268.

[7] 王绍林. 微波加热原理及其应用 [J]. 物理, 1997, 26 (4): 232 - 237.

[8] 郎印海, 蒋新, 曹正梅, 等. 利用溶解度参数选择有机溶剂提取土壤中多种有机氯农药 [J]. 分析测试学报, 2004, 23 (6): 91 - 94.

[9] SNYDER L R, DOLAN J W. High-performance gradient elution: the practical application of the linear-solvent-strength model [M]. New Jersey: John Wiley & Sons, Inc. , 2007.

[10] 孙毓庆. 现代色谱法及其在药物分析中的应用 [M]. 北京: 科学出版社, 2005.

[11] SNYDER L R, STADALIUS M, QUARRY M A. Gradient elution in reversed-phase HPLC [J]. Analytical chemistry, 1983, 55 (14): 1412A - 1430A.

[12] FOSSEN T, PEDERSEN A T, ANDERSEN Ø M. Flavonoids from red onion (*Allium cepa*) [J]. Phytochemistry, 1998, 47 (2): 281 - 285.

[13] KAZUMA K, NODA N, SUZUKI M. Malonylated flavonol glycosides from the petals of *Clitoria ternatea* [J]. Phytochemistry, 2003, 62 (2): 229 - 237.

[14] 赵希, 张黎明, 高文远. 芦丁和槲皮素的几种快速鉴定方法 [J]. 分析试验室, 2008, 27 (Suppl): 243 - 246.

[15] YAMANO Y, ITO M. Total synthesis of capsanthin and capsorubin using Lewis acid-promoted regio- and stereoselective rearrangement of tetrasubsitutted epoxides [J]. Organic & biomolecular chemistry, 2007, 5 (19): 3207 - 3212.

[16] ZENG F X, NEGISHI E. A novel, selective, and efficient route to carotenoids and related natural products via Zr-catalyzed carboalumination and Pd- and Zn-catalyzed cross cou-

pling [J]. Organic letters, 2001, 3 (5): 719-722.

[17] 何文星, 徐灿丽, 罗淑娟, 等. 飞龙掌血化学成分及药理作用研究进展及其 Q-Marker 预测分析 [J]. 中成药, 2024, 46 (2): 507-517.

[18] LI W, ZHANG J S, HUANG J L, et al. New prenylated coumarins from the stems of *Toddalia asiatica* [J]. RSC advances, 2017, 7 (49): 31061-31068.

[19] LIN T T, HUANG Y Y, TANG G H, et al. Prenylated coumarins: natural phosphodiesterase- 4 inhibitors from *Toddalia asiatica* [J]. Journal of natural products, 2014, 77 (4): 955-962.

[20] LIU R M, LI A F, SUN A L, et al. Preparative isolation and purification of psoralen and isopsoralen from *Psoralea corylifolia* by high-speed counter-current chromatography [J]. Journal of chromatography A, 2004, 1057: 225-228.

[21] 谢东, 路玫, 蒙大平. 薄层扫描法测定洁阴洗液中苦参碱的含量 [J]. 中草药, 2000, 31 (7): 509-511.

[22] 马仁玲, 周红华, 于喜水, 等. 苦参注射液生物碱类成分指纹图谱的研究 [J]. 中国中药杂志, 2003, 28 (9): 817-819.

[23] DANIELSEN K, AKSNES D W, FRANCIS G W. NMR study of some anthraquinones from rhubarb [J]. Magnetic resonance in chemistry, 1992, 30 (4): 359-360.

[24] 伍晓春, 陆豫, 张振辉. 虎杖总蒽醌的超声波法提取 [J]. 南昌大学学报 (理科版), 2005, 29 (3): 282-285.

[25] YANG Z, WONG E L M, SHUM T Y T, et al. Fluorophore-appended steroidal saponin (dioscin and polyphyllin D) derivatives [J]. Organic letters, 2005, 7 (4): 669-672.

[26] 顾铭, 欧阳藩, 苏志国. 高速逆流色谱法分离纯化丹参并尝试制订中药指纹图谱 [J]. 生物工程学报, 2003, 19 (6): 740-744.

[27] 万新焕, 王瑜亮, 周长征, 等. 丹参化学成分及其药理作用研究进展 [J]. 中草药, 2020, 51 (3): 788-798.

[28] 程能林. 溶剂手册 [M]. 5版. 北京: 化学工业出版社, 2015.

[29] 国家中医药管理局《中华本草》编委会. 中华本草 [M]. 上海: 上海科学技术出版社, 1999.

[30] 国家药典委员会. 中华人民共和国药典: 一部 [M]. 北京: 中国医药科技出版社, 2020.

附　录

附录一　常用试剂配制及显色方法

一、通用显色剂

1. 重铬酸钾－硫酸

重铬酸钾 5 g 溶于 100 mL 40% 硫酸溶液中。喷洒，150 ℃ 加热，不同化合物显不同颜色斑点。一般有机物均能显色。

2. 碘

（1）碘蒸气：在一密闭的玻璃缸内预先放入碘片，使空气被碘蒸气饱和，将薄层或纸层放入缸内吸碘数分钟，很多化合物显黄棕色斑点。一般有机物均能显色。

（2）0.5% 碘－氯仿溶液：喷洒，很多化合物显黄棕色斑点；挥散过量的碘，再喷 1% 淀粉水溶液，斑点转成蓝色。一般有机物均能显色。

3. 磷钼酸试剂

配制 5% 磷钼酸乙醇溶液。喷洒，120 ℃ 加热，还原性物质显蓝色。用于检查还原性成分。

4. 磷钨酸试剂

配制 20% 磷钨酸乙醇溶液。喷洒，120 ℃ 加热，还原性物质显蓝色。用于检查还原性成分。

5. 碱性高锰酸钾试剂

溶液 I：1% 高锰酸钾溶液。

溶液 II：5% 碳酸钠溶液。

使用前，将溶液 I 和溶液 II 等体积混合，喷洒，在淡红色背景上显黄色斑点。用于检查还原性成分。

6. 中性 0.05% 高锰酸钾溶液

配制 0.05% 高锰酸钾溶液。喷洒，在淡红色背景上显黄色斑点。用于检查易还原性成分。

7. 硝酸银－氢氧化铵（Tollen-Zaffaroni）试剂

溶液 I：0.1 mol/L 硝酸银溶液。

溶液Ⅱ：5 mol/L 氢氧化铵溶液。

使用前，将溶液Ⅰ和溶液Ⅱ以 1∶5（体积比）的比例混合，喷洒，105 ℃加热5～10 min，还原性物质显黑色斑点。

注意：该试剂久置会形成爆炸性的叠氮化银。

8．四唑蓝试剂

溶液Ⅰ：0.5% 四唑蓝甲醇溶液。

溶液Ⅱ：25% 氢氧化钠溶液。

使用前，将溶液Ⅰ和溶液Ⅱ等体积混合，喷洒，室温放置或微热，显紫色斑点。用于检查还原性物质。

9．浓硫酸试剂

配制5%硫酸乙醇溶液或浓硫酸-甲醇（体积比为1∶1）溶液。喷洒，110 ℃加热15 min，各种物质显不同颜色斑点。一般有机物均能显色。

10．荧光显色剂

喷洒以下任一溶液：① 0.2% 2,7-二氯荧光素乙醇溶液；② 0.01% 荧光素乙醇溶液；③ 0.1% 桑色素乙醇溶液；④ 0.05% 罗丹明B乙醇溶液。不同的物质在荧光背景上可显黑色或其他荧光斑点。

11．荧光素-溴试剂

溶液Ⅰ：0.1% 荧光素乙醇溶液。

溶液Ⅱ：5% 溴四氯化碳溶液。

喷洒溶液Ⅰ，然后放在盛有溶液Ⅱ的层析缸内，待生成黄色斑点后，在荧光灯下检查荧光，红色底板上显黄色荧光斑点。用于检查不饱和化合物。

二、生物碱通用显色剂

1．碘化铋钾试剂（Dragendorff 试剂）

溶液Ⅰ：次硝酸铋0.85 g 溶于 10 mL 冰醋酸，加 40 mL 水。

溶液Ⅱ：碘化钾 8 g 溶于 20 mL 水。

储存液：将溶液Ⅰ和溶液Ⅱ等体积混合，置棕色瓶中可以长期保存。

显色剂：储存液 1 mL 与冰醋酸 2 mL，加 10 mL 水混合，使用前配制。

喷洒显色剂，生物碱和某些含氮化合物会显橙红色。

2．碘化铂钾（碘铂酸）试剂

10%六氯铂酸溶液 3 mL 和水 97 mL 混合，加 100 mL 6% 碘化钾溶液，混合均匀，使用前配制。喷洒，不同的生物碱显不同的颜色。

3．碘-碘化钾试剂（Wagner 试剂）

碘 1 g 和碘化钾 10 g 溶于 50 mL 水，加热，加 2 mL 冰醋酸，用水稀释到 100 mL。滴加，生物碱显棕褐色沉淀。

4．硫酸铈-硫酸试剂（改良 Sonnensclein 试剂）

硫酸铈 0.1 g 悬浮于 4 mL 水中，加 1 g 三氯乙酸，加热煮沸，放置冷却，逐滴加入浓硫酸直至浑浊消失。喷洒，110 ℃烤数分钟至斑点出现，不同的生物碱显不同的颜色。

5. 碘化汞钾试剂（Mayer 试剂）

碘化汞（剧毒）1.35 g 和碘化钾 5 g 各溶于 20 mL 蒸馏水中，将两种溶液等体积混合，加蒸馏水稀释至 100 mL。滴加，生物碱会产生白色沉淀。

6. 硅钨酸试剂（Bertrand 试剂）

硅钨酸 5 g 溶于 100 mL 蒸馏水中，加稀盐酸使 pH 为 2。滴加，生物碱会产生白色至褐色沉淀。

7. 苦味酸试剂

苦味酸 1 g 溶于 100 mL 水中。滴加，生物碱会产生黄色晶形沉淀。

8. 鞣酸试剂

鞣酸 1 g 加 1 mL 乙醇溶解，再加水至 10 mL。滴加，生物碱会产生白色至黄色沉淀。

9. Ehrlich 试剂

对二甲氨基苯甲醛 1 g 溶于 25 mL 36% 盐酸溶液，与 75 mL 甲醇混合。喷洒，于 50 ℃加热 20 min，吲哚衍生物碱及胺类会呈不同颜色的斑点。

三、强心苷显色剂

1. 碱性 3,5 - 二硝基苯甲酸试剂（Kedde 试剂）

配制 2% 3,5 - 二硝基苯甲酸甲醇溶液与 5% 氢氧化钾溶液，用前按 1∶1（体积比）混合。滴加或喷洒，强心苷显紫红，几分钟后褪色。

2. 三氯乙酸 - 氯胺 T 试剂

溶液Ⅰ：25% 三氯乙酸乙醇或氯仿溶液，配制后可放置数日。

溶液Ⅱ：3% 氯胺 T 水溶液。

使用前，将溶液Ⅰ与新配制的溶液Ⅱ按 4∶1（体积比）的比例混合。喷洒，110 ℃烤 7～10 min，各种皂苷会显红紫色。

3. 磷酸 - 溴试剂

溶液Ⅰ：10% 磷酸溶液。

溶液Ⅱ：溴化钾饱和溶液 - 溴酸钾饱和溶液 - 25% 盐酸溶液（体积比为 1∶1∶1）的混合溶液。

喷洒溶液Ⅰ后，125 ℃烤 12 min，趁热喷洒溶液Ⅱ，皂苷在紫外光下显不同颜色。

4. 乙酸酐 - 浓硫酸试剂（Liebermann Burchard 试剂）

取样品溶液，置蒸发皿中，于水浴中蒸干，残渣加入少量冰醋酸使其溶解，再加入乙酸酐 - 浓硫酸（体积比为 19∶1）试液，甾类、三萜类成分或皂苷会呈现红紫色并变成绿色。

5. 亚硝基铁氰化钠 - 氢氧化钠试剂（Legal 试剂）

取 1 g 亚硝基铁氰化钠，用 100 mL 2 mol/L 氢氧化钠溶液与乙醇的等体积比混合溶液溶解。喷洒，强心苷会显红色或紫色斑点。

6. 碱性苦味酸试剂（Baljet 试剂）

苦味酸 0.9 g 溶于 25 mL 甲醇，再加入 2.5 mL 1% 氢氧化钠溶液，用蒸馏水稀释至 50 mL。滴加，15 min 后，强心苷会显红色斑点。

四、甾体、三萜及其苷类显色剂

1. 25% 磷钼酸乙醇溶液

配制 25% 磷钼酸乙醇溶液。喷洒，在 140 ℃ 下加热 5～10 min，皂苷元均会呈深蓝色。

2. 三氯化锑试剂

配制 25% 或饱和三氯化锑氯仿溶液。喷洒，100 ℃ 烤 5 min，皂苷在日光下或紫外光下显不同颜色。

3. 硫酸-甲醇试剂

配制硫酸与甲醇等体积的混合溶液。喷后加热，不同的皂苷元可显红褐色、紫色、黄色或黑色，所显颜色与温度无关。

4. 氯磺酸-醋酸试剂

配制氯磺酸与醋酸等体积的混合溶液。喷后在 130 ℃ 下加热 5 min，各种皂苷元可显天蓝紫、粉红、淡棕等色，在紫外光下显不同的荧光。

5. 三氯乙酸试剂

三氯乙酸 3.3 g 溶于 10 mL 氯仿溶液，再加入 1～2 滴 30% 过氧化氢溶液。滴加，60 ℃ 加热，生成红紫色为甾体皂苷，在 100 ℃ 下显色为三萜皂苷。

6. 香草醛-硫酸试剂

香草醛 1 g 溶于 100 mL 硫酸中，或香草醛 0.5 g 溶于 100 mL 硫酸-乙醇（体积比为 4∶1）混合液中。喷洒，120 ℃ 加热，呈红、黄、紫等色。用于检查高级醇、酚、甾体、萜类、芳香油。

五、氰苷鉴定试剂

1. 苦味酸试纸

将定性滤纸剪成长 7 cm，宽 0.5～0.7 cm 的小条，浸入 1% 苦味酸溶液中，取出阴干或吹干备用，使用前滴上 1 滴 10% 碳酸钠溶液使之湿润。氰苷于酸性条件下加热，生成氢氰酸，遇碳酸钠后生成氰化钠，再与苦味酸作用，使苦味酸试纸变为橙红色或红色。

2. 普鲁士蓝试剂

溶液Ⅰ：10% 硫酸亚铁溶液（用前配制）。

溶液Ⅱ：5% 三氯化铁溶液。

取 0.5 g 样品粉末置于试管中，加水湿润，立即用经 10% 氢化钾溶液湿润的滤纸将试管口包紧，于热水浴中加热 10 min 后，在滤纸上加溶液 I、稀盐酸和溶液 II 各 1 滴，滤纸显蓝色为阳性。

六、黄酮类显色剂

1．盐酸–镁粉试剂

取 1 mL 乙醇提取溶液于试管中，加镁粉少许振摇，滴加几滴浓盐酸，1～2 min 即出现颜色。多数黄酮醇、二氢黄酮及二氢黄酮醇类显红色或紫红色，黄酮类呈橙色，异黄酮及查耳酮类无颜色变化。

2．三氯化铝试剂

配制 1% 或 5% 三氯化铝乙醇溶液。滴加或喷洒，黄酮醇、5–羟基黄酮显鲜黄色。

3．中性醋酸铅或碱性醋酸铅试剂

配制饱和中性醋酸铅或碱性醋酸铅溶液。滴加，邻二酚羟基或酚羟基黄酮可产生黄色、红色或橙红色沉淀。

4．醋酸镁试剂

配制 1% 醋酸镁甲醇溶液。滴加，加热干燥，置紫外光下，二氢黄酮及二氢黄酮醇类等显天蓝色荧光，黄酮类、黄酮醇类和异黄酮类等显黄色、橙色或棕色。

5．锆–柠檬酸试剂

溶液 I：2% 二氯氧化锆（$ZrOCl_2$）甲醇溶液。

溶液 II：2% 柠檬酸甲醇溶液。

滴加 1 mL 溶液 I，5–羟基黄酮和 3–羟基黄酮类均显鲜黄色；显色后，再加 1 mL 溶液 II，5–羟基黄酮类则褪色。

6．硼氢化钾（钠）试剂

溶液 I：2% 硼氢化钾（钠）甲醇溶液（必须新鲜配制）。

溶液 II：浓盐酸。

先喷洒溶液 I，5 min 后放入浓盐酸蒸气槽内。双氢黄酮类化合物显红、橙红色。

7．Shinoda 试剂

制备硅胶薄层板时，加入 2% 锌粉（等质量）混合，样品经过该类薄层板展层后，喷洒盐酸，黄酮醇显红紫色。如展开剂为酸性，可在展开后先喷洒锌–丙酮混悬液，再喷洒盐酸溶液。

七、醌类显色剂

1．Bornträger 试剂

配制 2% 氢氧化钠溶液或 2% 碳酸钠甲醇溶液。喷洒或滴加，则颜色变深或变色，蒽醌及其苷在紫外光下则显黄、红、橙色荧光斑点。

2．硼酸试剂

配制 1% 硼酸溶液。喷洒，蒽醌及其苷在紫外光下显黄、红、橙色荧光斑点。

3. 醋酸镁试剂

配制 0.5% 醋酸镁甲醇溶液。喷洒，90 ℃ 烤 5 min，蒽醌及其苷显橙色至紫色斑点。

4. 乙酸铝试剂

配制 0.5% 乙酸铝溶液。喷洒，蒽醌及其苷在紫外光下显荧光。

八、酚类显色剂

1. Emerson 试剂（4-氨基安替比林-铁氰化钾试剂）

溶液Ⅰ：4-氨基安替比林 1 g 溶于 100 mL 乙醇。

溶液Ⅱ：铁氰化钾 4 g 溶于 50 mL 水，用乙醇稀释至 100 mL。

先喷洒溶液Ⅰ，在热空气中干燥 5 min，再喷洒溶液Ⅱ，再于热空气中干燥 5 min，然后将色谱板置于含有氨蒸气（25% 氨溶液）的密闭容器中。酚类、芳香胺类呈橙色至淡红色斑点，挥发油在亮黄色背景下呈红色斑点。

2. 铁氰化钾-三氯化铁试剂

溶液Ⅰ：1% 铁氰化钾水溶液。

溶液Ⅱ：2% 三氯化铁乙醇溶液。

使用前，将溶液Ⅰ和溶液Ⅱ等体积混合。喷洒，酚类会显蓝色至紫色斑点。

3. Gibbs 试剂

溶液Ⅰ：0.5% 2,6-二氯（溴）苯醌氯亚胺乙醇溶液。

溶液Ⅱ：1% 氢氧化钾乙醇溶液。

先滴加溶液Ⅱ，使 pH 为 9~10，再滴加溶液Ⅰ。酚类会呈蓝色斑点。

4. 三氯化铁试剂

配制 1%~5% 三氯化铁的 0.5 mol/L 盐酸溶液或乙醇溶液。滴加或喷洒，酚类会呈蓝色，羟酰胺酸会呈红色。

5. 牢固兰 B 试剂

溶液Ⅰ：新配制的 0.5% 牢固兰 B 盐的水溶液。

溶液Ⅱ：0.1 mol/L 氢氧化钠溶液。

先喷洒溶液Ⅰ，再喷洒溶液Ⅱ。在可见光下显棕、紫或绿色。

6. 香草醛-盐酸试剂

香草醛 0.5 g 溶解于 50 mL 的盐酸中。喷洒，间苯二酚和间苯三酚类化合物显红色。

九、内酯、香豆素类显色剂

1. 异羟肟酸铁试剂

溶液Ⅰ：7% 盐酸羟胺甲醇溶液。

溶液Ⅱ：10% 氢氧化钾甲醇溶液。

溶液Ⅲ：1% 三氯化铁溶液。

滴加溶液Ⅰ、溶液Ⅱ数滴，沸水浴微热 3~4 min，冷却后，用稀盐酸调节 pH 至

3~4，加溶液Ⅲ，香豆素溶液会显红色或紫色。

2. 稀氢氧化钠溶液

喷洒稀氢氧化钠溶液于薄层层析板上，在紫外灯下可见香豆素斑点显荧光。

十、挥发油显色剂

1. 茴香醛-浓硫酸试剂

将 1 mL 浓硫酸加到 50 mL 冰醋酸中，冷却后加 0.5 mL 茴香醛，使用时才配制。喷洒，150 ℃烘烤，挥发油中各成分显不同颜色。

2. 碘化钾-冰醋酸-淀粉试剂

溶液Ⅰ：4%碘化钾溶液 10 mL 与冰醋酸 40 mL 混合，再加锌粉一小匙，过滤。

溶液Ⅱ：新制的 1%淀粉溶液。

先喷洒溶液Ⅰ，5 min 后大量喷洒溶液Ⅱ，直至薄层透明。斑点显蓝色则为过氧化物。

3. 对二甲氨基苯甲醛试剂

对二甲氨基苯甲醛 0.25 g 溶于 50 mL 冰醋酸、5 g 85%磷酸和 20 mL 水的混合液中，此试剂储存于棕色瓶中能稳定数日。奠类检出物与其前体在室温或 80 ℃烤 10 min 显深蓝色。

4. 2,4-二硝基苯肼试剂

2,4-二硝基苯肼 1 g 和 36%盐酸 10 mL 溶于 1 000 mL 乙醇中。喷洒，醛和酮类化合物显黄色。

5. 硝酸铈铵试剂

硝酸铈铵 6 g 溶于 100 mL 2.5%硝酸溶液中。喷洒，醇类化合物在黄色背景下显棕色斑点。

6. 钒酸铵（钠）-8-羟基喹啉试剂

1%钒酸铵（钠）溶液 1 mL 和 25% 8-羟基喹啉的 6%乙醇溶液 1 mL 混合，加入苯 30 mL，振摇，分出灰蓝色的苯溶液使用。喷洒，微加热，醇类化合物在蓝灰色背景上显棕色斑点。

十一、有机酸显示剂

1. 溴酚蓝试剂

配制 0.1%溴酚蓝乙醇溶液，用 0.1 mol/L 氢氧化钠溶液调至微碱性。喷洒，蓝色背景上显黄色斑点。

2. 二氯靛酚试剂

2,6-二氯靛酚 0.1 g 溶于 100 mL 95%乙醇中。喷洒，加热片刻，在天蓝色背景上显粉红色，如加热时间延长，则酮酸转变为白色，而其他羧酸不变，故可用于识别酮酸。

3. 芳香胺-还原糖试剂

苯胺 5 g 和木糖 5 g 溶于 100 mL 50% 乙醇中。喷洒，125～130 ℃ 烘烤，有机酸显棕色斑点。

十二、氨基酸显色剂

1. 茚三酮试剂

试剂Ⅰ：茚三酮 0.3 g 溶于 100 mL 正丁醇中，加冰醋酸 3 mL。

试剂Ⅱ：茚三酮 0.2 g 溶于 100 mL 乙醇中。

滴加或喷洒试剂Ⅰ或试剂Ⅱ，100 ℃ 加热 5 min，氨基酸、多肽或蛋白质显蓝色或蓝紫色。

2. 吲哚醌试剂

吲哚醌 1 g 溶于 100 mL 乙醇中，加冰醋酸 10 mL。喷洒，100 ℃ 加热 10 min，氨基酸、多肽显出蓝、红、桃红或棕色斑点。

3. 1,2-萘醌-4-磺酸钠试剂（Folin 试剂）

1,2-萘醌-4-磺酸钠 0.02 g 溶于 100 mL 5% 碳酸钠溶液中，新鲜制备。喷洒，室温下干燥，不同的氨基酸产生不同颜色。

4. 双缩脲试剂

五水硫酸铜（$CuSO_4 \cdot 5H_2O$）1.50 g 和酒石酸钾钠（$KNaC_4H_4O_4 \cdot 4H_2O$）6.0 g，溶解在 500 mL 水中，搅拌下加入 300 mL 10% 氢氧化钠溶液，用水稀释至 1 L，储存于塑料瓶中或内壁涂有石蜡的瓶中。此试剂可长期保存（若储存瓶中有黑色沉淀出现，则需要重新配制）。滴加，蛋白质和多肽显紫色。

十三、糖类显色剂

1. 茴香醛-硫酸试剂

1 mL 浓硫酸加入 50 mL 含 0.5 mL 茴香醛的乙醇溶液中，必须使用前配制。喷洒，100～105 ℃ 烤，各种糖显不同颜色。

2. 苯胺-二苯胺-磷酸试剂

苯胺 4 mL、二苯胺 4 g 及 85% 磷酸溶液 20 mL 溶于 200 mL 丙酮中。喷洒，85 ℃ 烤 10 min，各种糖显不同颜色。

3. 茴香胺-邻苯二甲酸试剂

茴香胺 1.23 g 及邻苯二甲酸 1.66 g 溶于 100 mL 95% 乙醇中。喷洒或浸渍，100 ℃ 烤 10 min，己糖显绿色，去 6-氧己糖显黄绿色，戊糖显红紫色，糖醛酸显棕色。

4. 苯胺-邻苯二甲酸试剂

苯胺 0.39 g 和邻苯二甲酸 1.66 g 溶于 100 mL 用水饱和的正丁醇中。喷洒，105～110 ℃ 烤 10 min，糖显红棕色。

5．α-萘酚-硫酸试剂

15% α-萘酚乙醇溶液 21 mL、浓硫酸 13 mL、乙醇 87 mL 及水 8 mL 混匀后使用。喷洒，100 ℃烤 3～6 min，多数糖显蓝色，鼠李糖显橙色，所显颜色于室温下稳定 2～3 d。

6．1,3-二羟基萘酚-磷酸试剂

0.2% 1,3-二羟基萘酚乙醇溶液 100 mL 与 85% 磷酸溶液 100 mL 混合后使用。喷洒，105 ℃烤 5～10 min，酮糖显红色，醛糖显蓝色。

7．3,5-二氨基苯甲酸-磷酸试剂

3,5-二氨基苯甲酸二盐酸盐 1 g 溶于 80% 磷酸 25 mL，加水稀释至 60 mL。喷洒，100 ℃烤 15 min，2-去氧糖在日光下显棕色，在紫外光下显黄绿色荧光。

8．对硝基苯胺-过碘酸试剂

溶液Ⅰ：取饱和偏高碘酸溶液 1 份，加水 2 份稀释。

溶液Ⅱ：1% 对硝基苯胺乙醇液 4 份与盐酸 1 份混合。

先喷洒溶液Ⅰ，放置 10 min，再喷洒溶液Ⅱ，去氧糖显黄色，紫外光下显强荧光；再喷洒 5% 氢氧化钠乙醇溶液，颜色转绿，乙二醇同样显色。

9．斐林试剂（Fehling 试剂）

溶液Ⅰ：硫酸铜 6.9 g 溶于 100 mL 水中。

溶液Ⅱ：酒石酸钾钠 34.6 g 和氢氧化钠 10 g 溶于 100 mL 水中。

使用前，将溶液Ⅰ和溶液Ⅱ等体积混合。滴加，沸水浴中加热，多糖及苷产生砖红色沉淀。

十四、鞣质显色剂

1．氯化钠明胶试剂

明胶 1 g 溶于 50 mL 水中，再加氯化钠 10 g 使溶解，最后加水稀释至 100 mL，保存期为 2～3 个月（10 ℃）。滴加，鞣质产生白色浑浊或沉淀。

2．新鲜石灰水

配制新鲜石灰水上清液。滴加，鞣质产生青灰色或棕红色沉淀。

附表一 常用溶剂洗脱强度和选择性分组

溶剂名称	CAS 号	极性参数 P'	溶剂强度参数 ε (SiO_2)	溶剂强度参数 ε (Al_2O_3)	选择性分组
正戊烷 (n-pentane)	109-66-0	0	0.00	0.00	
正己烷 (n-hexane)	110-54-3	0.1	0.00	0.00	
异辛烷 (isooctane)	540-84-1	0.1	0.01	0.01	
正庚烷 (n-heptane)	142-82-5	0.2	0.02		
环己烷 (cyclohexane)	110-82-7	0.2	0.05	0.04	
环戊烷 (cyclopentane)	287-92-3	0.2		0.05	
1-氯丁烷 (1-chlorobutane)	109-69-3	1.0		0.26	Ⅵ
四氯化碳 (carbon tetrachloride)	56-23-5	1.6	0.14	0.18	
正丁醚 (n-butyl ether)	142-96-1	2.1	0.21		Ⅰ
异丙醚 (i-propyl ether)	108-20-3	2.4	0.28	0.28	Ⅰ
甲苯 (toluene)	108-88-3	2.4		0.29	Ⅶ
二甲苯 (xylene)	1330-20-7	2.5	0.26	0.26	Ⅶ
甲基叔丁基醚 (methyl tert-butyl ether)	1634-04-4	2.5	0.48	0.30~0.62	Ⅰ
氯苯 (chlorobenzene)	108-90-7	2.7		0.40	Ⅶ
苯 (benzene)	71-43-2	2.7	0.25	0.32	Ⅶ

续附表一

溶剂名称	CAS 号	极性参数 P'	溶剂强度参数 ε (SiO_2)	溶剂强度参数 ε (Al_2O_3)	选择性分组
乙醚 (ethyl ether)	60-29-7	2.8	0.38	0.38	I
二氯甲烷 (dichloromethane)	75-09-2	3.1		0.42	V
1,2-二氯乙烷 (1,2-dichloroethane)	107-06-2	3.5		0.44~0.49	V
正丁醇 (n-butanol)	71-36-3	3.9	0.39	0.70	II
异丙醇 (isopropanol)	67-63-0	3.9	0.82	0.78~0.82	II
正丙醇 (n-propanol)	71-23-8	4.0	0.63~0.82	0.78~0.82	II
四氢呋喃 (tetrahydrofuran)	109-99-9	4.0		0.45	III
氯仿 (chloroform)	67-66-3	4.1		0.40	VIII
2-己酮 (2-hexanone)	591-78-6	4.3	0.43		
乙醇 (ethanol)	64-17-5	4.3		0.88	II
乙酸乙酯 (ethyl acetate)	141-78-6	4.4		0.58	VI
乙酸甲酯 (methyl acetate)	79-20-9	4.5	0.60	0.48	
环己酮 (cyclohexanone)	108-94-1	4.7		0.47	VI
1,4-二氧六环 (1,4-dioxane)	123-91-1	4.8	0.38	0.56	VI
丙酮 (acetone)	67-64-1	5.1	0.49	0.56	VI
甲醇 (methanol)	67-56-1	5.1		0.95	II
吡啶 (pyridine)	110-86-1	5.3		0.71	III
甲氧基乙醇 (methoxyethanol)	32718-54-0	5.5	0.55	0.74	III
2-丁酮 (2-butanone)	78-93-3	5.7		0.51	VI
乙腈 (acetonitrile)	75-05-8	5.8		0.65	VI

续附表一

溶剂名称	CAS 号	极性参数 P'	溶剂强度参数 ε (SiO_2)	溶剂强度参数 ε (Al_2O_3)	选择性分组
硝基甲烷 (nitromethane)	75-52-5	6.0	0.50	0.64	Ⅶ
醋酸 (acetic acid)	64-19-7	6.0		大	Ⅳ
N-甲基甲酰胺 (N-methylformamide)	123-39-7	6.0	0.69		Ⅲ
N,N-二甲基甲酰胺 (N,N-dimethylformamide)	68-12-23	6.4	0.64		Ⅲ
N,N-二甲基乙酰胺 (N,N-dimethylacetamide)	127-19-5	6.5	0.65		Ⅲ
乙二醇 (ethylene glycol)	107-21-1	6.9		1.11	Ⅳ
二甲基亚砜 (dimethyl sulfoxide)	67-68-5	7.2		0.62	Ⅲ
水 (water)	7732-18-5	10.2		大	Ⅷ

附表一 常用溶剂性质

溶剂名称	CAS 号	折射率 (20℃)	UV 截止波长/nm	黏度/mPa·s (20℃)	沸点/℃
苯 (benzene)	71-43-2	1.501	280	0.65	80
苯甲醇 (benzyl alcohol)	100-51-6	1.540		7.76 (15℃)	205
苯甲腈 (benzonitrile)	100-47-0	1.528		1.45 (15℃)	191
吡啶 (pyridine)	110-86-1	1.510	305~330	0.94	115
苄醚 (benzyl ether)	103-50-4	1.541			295~298
2-丙醇 (2-propanol)	67-63-0	1.378	210	2.43	82
丙醚 (propyl ether)	111-43-3	1.381	220		90
丙醛 (propionaldehyde)	123-38-6	1.362		0.40	48
丙酸 (propionic acid)	79-09-4	1.387		1.18 (15℃)	141
丙酸乙酯 (ethyl propionate)	105-37-3	1.384		0.90 (15℃)	99
丙酮 (acetone)	67-64-1	1.359	330	0.32	56
醋酸 (acetic acid)	64-19-7	1.372	210	1.31 (15℃)	118
丁醚 (n-butyl ether)	142-96-1	1.399	220	0.74 (15℃)	142
丁酸甲酯 (methyl butyrate)	623-42-7	1.388		0.53 (25℃)	102
丁酮 (2-butanone)	78-93-3	1.379	330	0.42 (25℃)	80

续附表二

溶剂名称	CAS 号	折射率 (20℃)	UV 截止波长/nm	黏度/mPa·s (20℃)	沸点/℃
对二甲苯 (p-xylene)	106-42-3	1.493 (25℃)	290	0.60 (25℃)	138
N,N-二甲基甲酰胺 (N,N-dimethylformamide)	68-12-23	1.423 (25℃)	268	0.80 (25℃)	153
二甲基亚砜 (dimethyl sulfoxide)	67-68-5	1.477 (25℃)		2.00 (25℃)	189
N,N-二甲基乙酰胺 (N,N-dimethylacetamide)	127-19-5	1.438		0.90 (25℃)	166
1,2-二氯乙烷 (1,2-dichloroethane)	107-06-2	1.445	228	0.84	83
二氯甲烷 (dichloromethane)	75-09-2	1.425	235	0.44	41
1,4-二氧六环 (1,4-dioxane)	123-91-1	1.422	215	1.30	101
环己酮 (cyclohexanone)	108-94-1	1.451	320	2.20 (25℃)	156
环己烷 (cyclohexane)	110-82-7	1.426	210	0.98	81
环戊烷 (cyclopentane)	287-92-3	1.407	210	0.44	49
2-己酮 (2-hexanone)	591-78-6	1.401		0.63	127
甲苯 (toluene)	108-88-3	1.497	286	0.59	111
甲醇 (methanol)	67-56-1	1.328	210	0.59	65
3-甲基-2-丁酮 (3-methyl-2-butanone)	563-80-4	1.388	330	0.46	94
4-甲基-2-戊酮 (4-methyl-2-pentanone)	108-10-1	1.396		0.54 (25℃)	116
甲基叔丁基醚 (methyl tert-butyl ether)	1634-04-4	1.369	210	0.36	55
甲酸丁酯 (butyl formate)	592-84-7	1.368		0.52	107
甲酸乙酯 (ethyl formate)	109-94-4	1.360		0.42 (15℃)	54
甲酰胺 (formamide)	75-12-7	1.448	210	3.76	211
2-氯丙烷 (2-chloropropane)	75-29-6	1.378		0.32	36

续附表二

溶剂名称	CAS号	折射率 (20℃)	UV截止波长/nm	黏度/mPa·s (20℃)	沸点/℃
1-氯丁烷 (1-chlorobutane)	109-69-3	1.402	220	0.47	78
三氟乙酸 (trifluoroacetic acid)	76-05-1	1.285		0.93	72
三氯甲烷 (chloroform)	67-66-3	1.443	245	0.57	62
三乙胺 (triethyl amine)	121-44-8	1.398 (25℃)		0.39 (15℃)	90
水 (water)	7732-18-5	1.333	191	1.00	100
四氯化碳 (carbon tetrachloride)	56-23-5	1.466	285	0.97	77
四氢呋喃 (tetrahydrofuran)	109-99-9	1.407	220	0.55	66
2-戊酮 (2-pentanone)	107-87-9	1.390		0.47 (25℃)	102
3-戊酮 (3-pentanone)	96-22-0	1.392		0.48	102
硝基苯 (nitrobenzene)	98-95-3	1.553		2.03	211
2-硝基丙烷 (2-nitropropane)	79-46-9	1.394		0.75 (25℃)	120
硝基甲烷 (nitromethane)	75-52-5	1.394	380	0.67	101
硝基乙烷 (nitroethane)	79-24-3	1.392	380	0.66	114
乙醇 (ethanol)	64-17-5	1.361	210	1.20	78
乙二醇甲醚 (2-methoxyethanol)	109-86-4	1.402	220	1.72	125
乙腈 (acetonitrile)	75-05-8	1.344	190	0.37	82
乙醚 (ethyl ether)	60-29-7	1.353	218	0.25	35
乙酸丁酯 (butyl acetate)	123-86-4	1.394		0.73	126
乙酸酐 (acetic anhydride)	108-24-7	1.390		0.97 (15℃)	140
乙酸甲酯 (methyl acetate)	79-20-9	1.362	260	0.39	56

续附表二

溶剂名称	CAS 号	折射率（20℃）	UV 截止波长/nm	黏度/mPa·s (20℃)	沸点/℃
乙酸乙酯（ethyl acetate）	141-78-6	1.372	255	0.45	77
异丙醇（i-propanol）	67-63-0	1.378	210	2.43	82
异丙醚（i-propyl ether）	108-20-3	1.368	220	0.33	68
异辛烷（i-octane）	540-84-1	1.391	197~210	0.50	99
正丙醇（n-propanol）	71-23-8	1.386	210	2.26	97
正丁醇（n-butanol）	71-36-3	1.399	215	2.95	118
正庚烷（n-heptane）	142-82-5	1.385 (25℃)	200	0.41	98
正癸烷（n-decane）	124-18-5	1.412	210	0.93	174
正己烷（n-hexane）	110-54-3	1.372 (25℃)	195	0.31 (25℃)	69
正辛烷（n-octane）	111-65-9	1.397	200	0.55	126

附表三 常用溶剂介电常数

溶剂名称	CAS 号	介电常数 ε'	溶剂名称	CAS 号	介电常数 ε'
丁酮（2-butanone）	78-93-3	18.51 (20℃)	邻硝基甲苯（2-nitrotoluene）	88-72-2	27.4 (20℃)
苯（benzene）	71-43-2	2.283 (20℃)	氯苯（chlorobenzene）	108-90-7	5.6493 (20℃)
苯胺（aniline）	62-53-3	7.06 (20℃)	氯仿（chloroform）	67-66-3	4.9 (20℃)
苯酚（phenol）	108-95-2	2.94 (20℃)	2-氯乙醇（2-chloroethanol）	107-07-3	25.8 (20℃)
苯甲醇（benzyl alcohol）	100-52-7	17.9 (25℃)	氯乙酸（chloroacetic acid）	79-11-8	约21 (20℃)
苯甲醛（benzaldehyde）	100-51-6	13.1 (20℃)	三氟乙酸（trifluoroacetic acid）	76-05-1	8.55 (20℃)
苯乙酮（acetophenone）	98-86-2	17.39 (25℃)	三氯乙烯（trichloroethylene）	79-01-6	3.409 (20℃)
吡啶（pyridine）	110-86-1	12.3 (25℃)	水（water）	7732-18-5	80.103 (20℃)
丙酸（propionic acid）	79-09-4	3.435 (40℃)	四氯化碳（carbon tetrachloride）	56-23-5	2.238 (20℃)
丙酮（acetone）	67-64-1	20.7 (25℃)	四氢呋喃（tetrahydrofuran）	109-99-9	7.58 (25℃)
醋酸（acetic acid）	64-19-7	6.15 (20℃)	硝基苯（nitrobenzene）	98-95-3	34.82 (25℃)
对二甲苯（1,4-xylene）	106-42-3	2.270 (20℃)	液氨（ammonia）	7664-41-7	22 (-34℃)
二甲胺（dimethylamine）	124-40-3	2.209 (25℃)	乙胺（ethylamine）	75-04-7	8.7 (0℃)
N,N-二甲基苯胺（N,N-dimethylaniline）	121-69-7	5.26 (25℃)	乙苯（phenylethane）	100-41-4	2.403~2.381 (20~30℃)

续附表三

溶剂名称	CAS 号	介电常数 ε'	溶剂名称	CAS 号	介电常数 ε'
N,N-二甲基甲酰胺（N,N-dimethylformamide）	68-12-23	5.1 (20℃)	乙醇（ethanol）	64-17-5	25.7 (20℃)
二甲基亚砜（dimethyl sulfoxide）	67-68-5	36.71 (25℃)	乙二胺（ethylenediamine）	107-15-3	12.9 (20℃)
N,N-二甲基乙酰胺（N,N-dimethylacetamide）	127-19-5	48.9 (20℃)	乙二醇（ethylene glycol）	107-21-1	38.66 (20℃)
二氯甲烷（dichloromethane）	75-09-2	37.78 (25℃)	乙腈（acetonitrile）	75-05-8	37.5 (20℃)
1,4-二氧六环（1,4-dioxane）	123-91-1	9.1 (20℃)	乙醚（ethyl ether）	60-29-7	4.197 (26.9℃)
甘油（glycero）	56-81-5	42.5 (25℃)	乙酸丁酯（butyl acetate）	123-86-4	5.01 (19℃)
环己酮（cyclohexanone）	108-94-1	18.3 (20℃)	乙酸酐（acetic anhydride）	108-24-7	20.7 (19℃)
环己醇（cyclohexanol）	108-93-0	15.0 (25℃)	乙酸甲酯（methyl acetate）	79-20-9	6.68 (25℃)
环己烷（cyclohexane）	110-82-7	2.052 (20℃)	乙酸乙酯（ethyl acetate）	141-78-6	6.02 (20℃)
甲胺（aminomethane）	74-89-5	11.41 (-10℃)	乙酰胺（acetamide）	60-35-5	59 (83℃)
甲苯（toluene）	108-88-3	2.24 (20℃)	异丙醇（isopropanol）	67-63-0	18.3 (25℃)
甲醇（methanol）	67-56-1	31.2 (20℃)	正丙醇（n-propanol）	71-23-8	22.2 (20℃)
甲酸（formic acid）	64-18-6	58.5 (16℃)	正丁醇（n-butanol）	71-36-3	17.1 (25℃)
甲酰胺（formamide）	75-12-7	111.0 (20℃)	正庚烷（n-heptane）	142-82-5	1.924 (25℃)
间二甲苯（1,3-xylene）	108-38-3	2.374 (20℃)	正己烷（n-hexane）	110-54-3	1.89 (25℃)
糠醛（furfural）	98-01-1	38 (25℃)	正戊醇（1-pentanol）	71-41-0	13.9 (25℃)
邻二甲苯（1,2-xylene）	95-47-6	2.266 (20℃)	正戊烷（n-pentane）	109-66-0	1.844 (20℃)

附表四 常用有机溶剂毒性

溶剂名称	CAS 号	毒性等级	危险性	中毒方式及症状
苯（benzene）	71-43-2	强烈毒性	一级易燃液体	经口，皮肤吸收，损害造血功能
吡啶（pyridine）	110-86-1	低毒	一级易燃液体	对皮肤黏膜有刺激性，长期服用可致肝、肾损伤
丙腈（propionitrile）	107-12-0	高毒	一级易燃液体	与氢氰酸相似
丙酮（acetone）	67-64-1	低毒	一级易燃液体	具麻醉性，可致眼黏膜、鼻黏膜、舌黏膜炎症
醋酸（acetic acid）	64-19-7	低毒	二级酸性腐蚀品	损伤眼黏膜，导致酸中毒，浓溶液可致尿毒症
2-丁酮（2-butanone）	78-93-3	低毒	一级易燃液体	毒性类似丙酮，但强于丙酮
N,N-二甲基甲酰胺（N,N-dimethylformamide）	68-12-23	低毒	—	慢性中毒致肝脏机能障碍，急性中毒可致痉挛
二甲基亚砜（dimethyl sulfoxide）	67-68-5	微毒	—	对眼有刺激性
二氯甲烷（dichloromethane）	75-09-2	中毒	不燃烧，高温产生光气	具强麻醉性，可致肝、肾损伤
1,1-二氯乙烷（1,1-dichloroethane）	75-34-3	中毒	不燃烧，高温产生光气	具局部刺激性，可致肝、肾损害
1,2-二氯乙烷（1,2-dichloroethane）	107-06-2	高毒	一级易燃液体，光照放出氯化氢气体	致癌，可致肝、肾损害
1,4-二氧六环（1,4-dioxane）	123-91-1	低毒	一级易燃液体	具麻醉性，可致血液尿素增加

续附表四

溶剂名称	CAS 号	毒性等级	危险性	中毒方式及症状
二乙胺（diethylamine）	109-89-7	低毒	一级易燃液体	刺激皮肤、眼睛，可致皮肤水疱坏死
环己烷（cyclohexane）	110-82-7	低毒	一级易燃液体	中枢抑制作用
甲苯（toluene）	108-88-3	低毒	一级易燃液体	经口、皮肤吸收，具麻醉性
甲醇（methanol）	67-56-1	中毒	一级易燃液体	具麻醉，刺激性，误饮可致失明
甲酸（formic acid）	64-18-6	低毒	一级酸性腐蚀品	使皮肤发疱，局部坏疽
氯仿（chloroform）	67-66-3	中毒	不燃烧，高温产生光气	具强麻醉性，可致肝、肾损伤
三氟乙酸（trifluoroacetic acid）	76-05-1	中毒	一级酸性腐蚀品	对眼、皮肤、黏膜有刺激
三乙胺（triethyl amine）	121-44-8	中毒	一级易燃液体	刺激皮肤、眼睛，出现强直性痉挛
石油醚（petroleum ether）	8032-32-4	低毒	一级易燃液体	对眼、呼吸道有轻度刺激
四氯化碳（carbon tetrachloride）	56-23-5	高毒	不燃烧，高温产生光气	具强麻醉性，可致肝、肾严重损害
四氢呋喃（tetrahydrofuran）	109-99-9	微毒	一级易燃液体	具麻醉性，对眼、皮肤、黏膜有刺激
乙醇（ethanol）	64-17-5	微毒	一级易燃液体	具麻醉性，大量饮用可致肝硬化
乙腈（acetonitrile）	75-05-8	中毒	一级易燃液体	中毒与氰化物中毒症状相似
乙醚（ethyl ether）	60-29-7	低毒	一级易燃液体	具麻醉性，可致肺、肾炎症
乙酸丁酯（butyl acetate）	123-86-4	微毒	一级易燃液体	大量吸入可致恶心、呕吐
乙酸乙酯（ethyl acetate）	141-78-6	低毒	一级易燃液体	具麻醉性，大量吸入可致肝、肾充血
异丙醇（isopropanol）	67-63-0	低毒	二级易燃液体	类似乙醇，但毒性较大
正丁醇（n-butanol）	71-36-3	低毒	二级易燃液体	类似乙醇，毒性强，为乙醇的3倍
正己烷（n-hexane）	110-54-3	低毒	一级易燃液体	具麻醉性和刺激性
正戊烷（n-pentane）	109-66-0	低毒	一级易燃液体	对眼、呼吸道有轻度刺激

附表五 常用缓冲溶液配制

附表 5-1 Na$_2$HPO$_4$-柠檬酸缓冲液

pH	0.2 mol/L Na$_2$HPO$_4$ 溶液/mL	0.1 mol/L 柠檬酸溶液/mL	pH	0.2 mol/L Na$_2$HPO$_4$ 溶液/mL	0.1 mol/L 柠檬酸溶液/mL
2.2	0.40	19.60	5.2	10.72	9.28
2.4	1.24	18.76	5.4	11.15	8.85
2.6	2.18	17.82	5.6	11.60	8.40
2.8	3.17	16.83	5.8	12.09	7.91
3.0	4.11	15.89	6.0	12.63	7.37
3.2	4.94	15.06	6.2	13.22	6.78
3.4	5.70	14.30	6.4	13.85	6.15
3.6	6.44	13.56	6.6	14.55	5.45
3.8	7.10	12.90	6.8	15.45	4.55
4.0	7.71	12.29	7.0	16.47	3.53
4.2	8.28	11.72	7.2	17.39	2.61
4.4	8.82	11.18	7.4	18.17	1.83
4.6	9.35	10.65	7.6	18.73	1.27
4.8	9.86	10.14	7.8	19.15	0.85

续附表 5-1

pH	0.2 mol/L Na₂HPO₄ 溶液/mL	0.1 mol/L 柠檬酸溶液/mL
5.0	10.30	9.70

续附表 5-1

pH	0.2 mol/L Na₂HPO₄ 溶液/mL	0.1 mol/L 柠檬酸溶液/mL
8.0	19.45	0.55

注：$Na_2HPO_4 \cdot 2H_2O$，分子量 178.05，0.2 mol/L 溶液含该化合物为 35.61 g/L；一水柠檬酸，分子量 210.14，0.1 mol/L 溶液含该化合物为 21.01 g/L。

附表 5-2 柠檬酸-柠檬酸钠缓冲液

pH	0.1 mol/L 柠檬酸/mL	0.1 mol/L 柠檬酸钠/mL
3.0	18.6	1.4
3.2	17.2	2.8
3.4	16.0	4.0
3.6	14.9	5.1
3.8	14.0	6.0
4.0	13.1	6.9
4.2	12.3	7.7

pH	0.1 mol/L 柠檬酸/mL	0.1 mol/L 柠檬酸钠/mL
4.4	11.4	8.6
4.6	10.3	9.7
4.8	9.2	10.8
5.0	8.2	11.8
5.2	7.3	12.7
5.4	6.4	13.6
5.6	5.5	14.5

pH	0.1 mol/L 柠檬酸/mL	0.1 mol/L 柠檬酸钠/mL
5.8	4.7	15.3
6.0	3.8	16.2
6.2	2.8	17.2
6.4	2.0	18.0
6.6	1.4	18.6

注：一水柠檬酸，分子量 210.14，0.1 mol/L 溶液含该化合物为 21.01 g/L；二水柠檬酸钠，分子量 294.14，0.1 mol/L 溶液含该化合物为 29.4 g/L。

附表 5-3 醋酸钠缓冲液（0.2 mol/L）

pH	0.2 mol/L 醋酸钠/mL	0.2 mol/L 醋酸/mL
3.6	0.75	9.25
3.8	1.20	8.80
4.0	1.80	8.20

pH	0.2 mol/L 醋酸钠/mL	0.2 mol/L 醋酸/mL
4.8	5.90	4.10
5.0	7.00	3.00
5.2	7.90	2.10

续附表 5-3

pH	0.2 mol/L 醋酸钠/mL	0.2 mol/L 醋酸/mL	pH	0.2 mol/L 醋酸钠/mL	0.2 mol/L 醋酸/mL
4.2	2.65	7.35	5.4	8.60	1.40
4.4	3.70	6.30	5.6	9.10	0.90
4.8	4.90	5.10	5.8	9.40	0.60

注：三水醋酸钠，分子量 136.09，0.1 mol/L 溶液含该化合物为 13.61 g/L。

附表 5-4 苯二甲酸氢钾-氢氧化钠缓冲液

pH	0.1 mol/L 氢氧化钠溶液/mL	0.2 mol/L 苯二甲酸氢钾溶液/mL	加水至/mL	pH	0.1 mol/L 氢氧化钠溶液/mL	0.2 mol/L 苯二甲酸氢钾溶液/mL	加水至/mL
4.0	0.40	25.00	100.00	5.2	29.75	25.00	100.00
4.2	3.60	25.00	100.00	5.4	35.25	25.00	100.00
4.4	7.35	25.00	100.00	5.6	39.70	25.00	100.00
4.6	12.00	25.00	100.00	5.8	43.10	25.00	100.00
4.8	17.50	25.00	100.00	6.0	45.40	25.00	100.00
5.0	23.65	25.00	100.00	6.2	47.00	25.00	100.00

附表 5-5 磷酸缓冲液（0.2 mol/L）

pH	0.2 mol/L Na_2HPO_4/mL	0.2 mol/L NaH_2PO_4/mL	pH	0.2 mol/L Na_2HPO_4/mL	0.2 mol/L NaH_2PO_4/mL
5.8	8.0	92.0	7.0	61.0	39.0
6.0	12.3	87.7	7.2	72.0	28.0
6.2	18.5	81.5	7.4	81.0	19.0

续附表 5-5

pH	0.2 mol/L Na_2HPO_4/mL	0.2 mol/L NaH_2PO_4/mL
6.4	26.5	73.5
6.6	37.5	62.5
6.8	49.0	51.0
7.6	87.0	13.0
7.8	91.5	8.5
8.0	94.7	5.3

注:$Na_2HPO_4·2H_2O$,分子量178.05,0.2 mol/L 溶液含化合物为 35.61 g/L;$NaH_2PO_4·2H_2O$,分子量156.03,0.2 mol/L 溶液含化合物为 31.21 g/L;$NaH_2PO_4·H_2O$,分子量138.0,0.2 mol/L 溶液含化合物为 27.6 g/L;$Na_2HPO_4·12H_2O$,分子量358.22,0.2 mol/L 溶液含化合物为 71.64 g/L。

附表 5-6　硼酸缓冲液(0.2 mol/L 硼酸盐)

pH	0.05 mol/L 硼砂溶液/mL	0.2 mol/L 硼酸溶液/mL
7.4	1.0	9.0
7.6	1.5	8.5
7.8	2.0	8.0
8.0	3.0	7.0
8.2	3.5	6.5
8.4	4.5	5.5
8.6	6.0	4.0
8.8	8.0	2.0

注:$Na_2B_4O_7·10H_2O$,分子量381.37,0.05 mol/L 溶液含化合物为 19.07 g/L;硼酸,分子量61.83,0.2 mol/L 溶液含化合物为 12.37 g/L。硼砂易失去结晶水,必须干带塞的瓶中保存,硼砂溶液也可以用半中和的硼酸溶液代替。

附表 5-7　盐酸-氯化钾缓冲溶液

pH	0.2 mol/L 氯化钾溶液/mL	0.1 mol/L HCl 溶液/mL	加水至/mL
1.1	2.70	94.56	100.00
1.2	12.45	75.10	100.00
1.3	20.15	59.68	100.00
1.7	38.10	23.76	100.00
1.8	40.60	18.68	100.00
1.9	42.50	14.98	100.00

续附表 5-7

pH	0.1 mol/L HCl 溶液 /mL	0.2 mol/L 氯化钾溶液 /mL	加水至 /mL	pH	0.1 mol/L HCl 溶液 /mL	0.2 mol/L 氯化钾溶液 /mL	加水至 /mL
1.4	47.40	26.30	100.00	2.0	11.90	44.05	100.00
1.5	37.64	31.20	100.00	2.1	9.46	45.30	100.00
1.6	29.90	35.00	100.00	2.2	7.52	46.25	100.00

注：将 7.455 g 氯化钾溶于适量水中，再用水稀释至 500 mL，得到 0.2 mol/L 氯化钾溶液。

附表 5-8 苯二甲酸氢钾-盐酸缓冲溶液

pH	0.1 mol/L HCl 溶液 /mL	0.2 mol/L 苯二甲酸氢钾溶液 /mL	加水至 /mL	pH	0.1 mol/L HCl 溶液 /mL	0.2 mol/L 苯二甲酸氢钾溶液 /mL	加水至 /mL
2.2	46.60	25.00	100.00	3.2	14.80	25.00	100.00
2.4	39.60	25.00	100.00	3.4	9.95	25.00	100.00
2.6	33.00	25.00	100.00	3.6	6.00	25.00	100.00
2.8	26.50	25.00	100.00	3.8	2.65	25.00	100.00
3.0	20.40	25.00	100.00	4.0	0	25.00	100.00

注：称取在硫酸中干燥超过 24 h 的苯二甲酸氢钾 20.414 g，溶于适量水中，再用水稀释至 500 mL，得到 0.2 mol/L 苯二甲酸氢钾溶液。

附表 5-9 苯二甲酸氢钾-氢氧化钠缓冲液

pH	0.1 mol/L NaOH 溶液 /mL	0.2 mol/L 苯二甲酸氢钾溶液 /mL	加水至 /mL	pH	0.1 mol/L NaOH 溶液 /mL	0.2 mol/L 苯二甲酸氢钾溶液 /mL	加水至 /mL
4.0	0.40	25.00	100.00	5.2	29.75	25.00	100.00

续附表 5-9

pH	0.1 mol/L NaOH 溶液 /mL	0.2 mol/L 苯二甲酸氢钾溶液 /mL	加水至 /mL
4.2	3.65	25.00	100.00
4.4	7.35	25.00	100.00
4.6	12.00	25.00	100.00
4.8	17.50	25.00	100.00
5.0	23.60	25.00	100.00

pH	0.1 mol/L NaOH 溶液 /mL	0.2 mol/L 苯二甲酸氢钾溶液 /mL	加水至 /mL
5.4	35.25	25.00	100.00
5.6	39.70	25.00	100.00
5.8	43.10	25.00	100.00
6.0	45.40	25.00	100.00
6.2	47.00	25.00	100.00

附表 5-10 磷酸二氢钾－氢氧化钠缓冲液

pH	0.1 mol/L NaOH 溶液 /mL	0.2 mol/L 磷酸二氢钾溶液 /mL	加水至 /mL
5.8	2.65	25.00	100.00
6.0	4.00	25.00	100.00
6.2	5.90	25.00	100.00
6.4	8.55	25.00	100.00
6.6	12.00	25.00	100.00
6.8	16.40	25.00	100.00

pH	0.1 mol/L NaOH 溶液 /mL	0.2 mol/L 磷酸二氢钾溶液 /mL	加水至 /mL
7.0	29.54	25.00	100.00
7.2	34.90	25.00	100.00
7.4	39.34	25.00	100.00
7.6	42.74	25.00	100.00
7.8	45.17	25.00	100.00
8.0	46.85	25.00	100.00

注：将 13.616 g 磷酸二氢钾溶于适量水中，再用水稀释至 500 mL，得到 0.2 mol/L 磷酸二氢钾溶液。

附表 5-11 硼酸-氯化钾-氢氧化钠缓冲液

pH	0.1 mol/L NaOH 溶液 /mL	0.2 mol/L 硼酸-氯化钾溶液 /mL	加水至 /mL	pH	0.1 mol/L NaOH 溶液 /mL	0.2 mol/L 硼酸-氯化钾溶液 /mL	加水至 /mL
7.8	2.65	25.00	100.00	9.0	21.40	25.00	100.00
8.0	4.00	25.00	100.00	9.2	26.70	25.00	100.00
8.2	5.90	25.00	100.00	9.4	32.00	25.00	100.00
8.4	8.55	25.00	100.00	9.6	36.85	25.00	100.00
8.6	12.00	25.00	100.00	9.8	40.80	25.00	100.00
8.8	16.40	25.00	100.00	10.0	48.90	25.00	100.00

注：将 6.202 g 硼酸和 7.456 g 氯化钾溶于适量水中，再用水稀释至 500 mL，得到 0.2 mol/L 硼酸-氯化钾溶液。

上述附表 5-4 及附表 5-7 至附表 5-11 所用水应是无二氧化碳的蒸馏水。

附表六 溶剂互溶性质

溶剂	正丁醇(n-butanol)	水(water)	甲醇(methanol)	二甲基亚砜(dimethyl sulfoxide)	乙酸(acetic acid)	乙腈(acetonitrile)	二甲基甲酰胺(DMF)	乙醇(ethanol)	正丙醇(n-propanol)	1,4-二氧六环(1,4-dioxane)	二氯甲烷(dichloromethane)	丙酮(acetone)	苯(benzene)	四氢呋喃(tetrahydrofuran)	氯仿(chloroform)	甲苯(toluene)	乙酸乙酯(ethyl acetate)	环己烷(cyclohexane)	乙醚(ethyl ether)	正庚烷(n-heptane)	正己烷(n-hexane)	异辛烷(isooctane)
异辛烷(isooctane)	×	×	×		×	×																
正己烷(n-hexane)	×	×	×		×	×																
正庚烷(n-heptane)	×	×	×		×	×																
乙醚(ethyl ether)		×																				
环己烷(cyclohexane)	×	×	×			×																
乙酸乙酯(ethyl acetate)		×																				
甲苯(toluene)		×																				
氯仿(chloroform)		×																				
四氢呋喃(tetrahydrofuran)																						
苯(benzene)		×																				
丙酮(acetone)																						
二氯甲烷(dichloromethane)		×																				
1,4-二氧六环(1,4-dioxane)																						
正丙醇(n-propanol)																						
乙醇(ethanol)																						
二甲基甲酰胺(DMF)																						
乙腈(acetonitrile)																						
乙酸(acetic acid)																						
二甲基亚砜(dimethyl sulfoxide)																						
甲醇(methanol)																						
水(water)	×																					
正丁醇(n-butanol)																						